M. Arul Prakash
V . Boopathi

# Adaptação comportamental de vacas mestiças em estação de alimentação automática

M. Arul Prakash
V . Boopathi

# Adaptação comportamental de vacas mestiças em estação de alimentação automática

ScienciaScripts

**Imprint**

Any brand names and product names mentioned in this book are subject to trademark, brand or patent protection and are trademarks or registered trademarks of their respective holders. The use of brand names, product names, common names, trade names, product descriptions etc. even without a particular marking in this work is in no way to be construed to mean that such names may be regarded as unrestricted in respect of trademark and brand protection legislation and could thus be used by anyone.

Cover image: www.ingimage.com

This book is a translation from the original published under ISBN 978-620-8-11613-2.

Publisher:
Sciencia Scripts
is a trademark of
Dodo Books Indian Ocean Ltd. and OmniScriptum S.R.L publishing group

120 High Road, East Finchley, London, N2 9ED, United Kingdom
Str. Armeneasca 28/1, office 1, Chisinau MD-2012, Republic of Moldova, Europe
Printed at: see last page
ISBN: 978-620-8-16747-9

# Índice

# 1. INTRODUÇÃO

A Índia é um país predominantemente agrícola e o gado é uma componente integral e indispensável do nosso sistema agrícola. A Índia é o maior produtor de leite do mundo, com uma produção estimada em 236,35 milhões de toneladas em 2023-24 (BAHFS, 2023). Embora a produção leiteira em pequenas explorações continue a ser a espinha dorsal do sector leiteiro indiano, assistiu-se recentemente a uma transformação no sentido da produção leiteira comercial em grande escala. Ao contrário do sistema de criação em pequenas explorações, em que é dada a devida atenção a cada animal, na criação em grande escala pratica-se a gestão de grupos. A falta de gestão individual dos animais nas explorações de grande escala é o obstáculo à otimização da sua produtividade.

A alimentação das vacas nas explorações leiteiras modernas é importante do ponto de vista económico e tecnológico (Bisaglia *et al.,* 2010). Uma vez que os custos da alimentação constituem cerca de 50 a 60% do custo total da produção de leite, a regulação dos custos da alimentação e/ou a melhoria da utilização da alimentação torna-se a maior área em que os lucros podem ser aumentados. Nas vacas leiteiras, a forragem fornecerá nutrientes para a manutenção e a produção de leite, dependendo da sua qualidade e da quantidade consumida pelos animais. Se a qualidade da forragem for má, será necessária uma maior quantidade de concentrado para aumentar a densidade energética e nutricional da ração. As vacas leiteiras têm sido tradicionalmente alimentadas com concentrados para aumentar a produção de leite. Embora o concentrado possa ser fornecido na manjedoura ou dentro da sala de ordenha durante a ordenha, este último é normalmente praticado, pois acredita-se que provoca um esvaziamento mais eficiente do úbere, um pico de fluxo mais elevado e, por conseguinte, uma maior produção de leite.

Nas explorações agrícolas, onde os concentrados são fornecidos nas salas de ordenha, a oportunidade de alimentação individual varia consideravelmente, dependendo do tipo de equipamento e das práticas de gestão da ordenha. As vacas preferem mais os concentrados, o que provoca uma competição que resulta em agressão durante a alimentação, o que pode reduzir a eficiência da ingestão de alimentos, reduzir a produção de leite e comprometer o bem-estar animal (Herlin e Frank, 2007). Além disso, grandes quantidades de concentrados consumidos numa única refeição diminuem o pH ruminal, resultando em acidose ruminal, o que constitui também uma grande preocupação em termos de perdas de produtividade para os produtores (Gibb et al., 1998; Schwartzkopf-Genswein et al., 2003) e tem implicações negativas para o bem-estar dos animais, como a morte súbita (Glock e DeGroot, 1998). Por conseguinte, a alimentação com concentrado várias vezes por dia é uma prática melhor para manter a saúde do rúmen, embora consuma muito tempo. Para obter o máximo de produção com o mínimo de desperdício, cada vaca deve receber uma quantidade controlada de concentrado. Assim, é preferível que os concentrados sejam fornecidos em pequenas quantidades ao longo do dia e em quantidades limitadas por fração, de modo a evitar a sobrealimentação. A distribuição de alimentos várias vezes por dia permite que os animais de categoria inferior recebam mais e melhor os alimentos necessários.

Os produtores de leite têm vindo a utilizar várias abordagens para melhorar a eficiência da alimentação ou reduzir o desperdício de concentrados. O sistema automático de alimentação computorizado permite um melhor controlo da alimentação das vacas num sistema de alojamento em grupo, especialmente em efectivos de 50 a 150 vacas. O posto de alimentação de concentrados computorizado satisfaz estes requisitos com sucesso e também elimina a necessidade de alimentação na sala de ordenha, aumentando assim a eficiência e a higiene que, em última análise, aumentará o lucro.

O alimentador automático de concentrado foi concebido para controlar a ingestão diária de concentrado por cada vaca de uma manada. Regula a quantidade total de concentrado consumido num dia em cada refeição, sabendo a quantidade de concentrado que cada vaca ingere diariamente. A utilização de estações de alimentação computorizadas tem sido benéfica para satisfazer as necessidades nutricionais de cada vaca, reduzindo os erros de alimentação e monitorizando a ingestão de alimentos como indicador da saúde da vaca (Shultz, 1989).

Em todo o mundo, apenas alguns estudos investigaram o potencial da tecnologia de alimentação automática para alimentar vacas em grupos e aperfeiçoar as rações de acordo com as exigências dos animais. Nas condições indianas, não existem estudos relacionados com o sistema automático de alimentação de concentrados para animais leiteiros, com o seu comportamento de adaptação e desempenho produtivo. Assim, o presente estudo foi proposto com os seguintes objectivos

**- Estudar o comportamento de vacas de raça cruzada numa estação de alimentação automática computorizada**

# 2. REVISÃO DA LITERATURA

A literatura disponível sobre a Estação de Alimentação Automática em vacas leiteiras sobre o seu comportamento de adaptação na estação de alimentação e os seus desempenhos no início da lactação e indicadores como a produção de leite, a ingestão de matéria seca, o índice de pontuação fecal, o peso corporal, a pontuação da condição corporal e os parâmetros bioquímicos do sangue foram revistos e apresentados aqui.

## 2.1 Automação na alimentação

A maquinaria na indústria dos lacticínios teve início na era de 1830 (Shahhosseini, 2013). Na agricultura modernizada, a automação tem um lugar importante; ajudou os produtores de leite de todo o mundo a incorporar várias tecnologias novas e inovadoras para maximizar o rendimento e o lucro na exploração (Jacobs e Siegford, 2012). O aumento do custo da mão de obra e o aumento do tamanho dos efectivos levaram a um interesse significativo na utilização da automatização. A automatização muda muitos aspectos da gestão da exploração, uma vez que altera tanto a natureza como a organização do trabalho. Recentemente, foi introduzido o conceito de produção leiteira de precisão para a monitorização de animais individuais através de ferramentas de gestão baseadas em sensores e equipamento robótico que fornece automaticamente aplicações de gestão de vacas individuais (Bewley, 2010). Um dos principais objectivos da automatização era proporcionar um sistema voluntário controlado pela procura ou necessidade das vacas, pelo que os estímulos que a vaca experimenta dentro e à volta do sistema têm de ser confortáveis e reforçadores (Hurnik, 1992). Um problema importante na indústria leiteira atual é a melhoria da eficiência da utilização da mão de obra. Os avanços tecnológicos melhoraram muito a eficiência do processo de ordenha. Se as operações de alimentação fossem mecanizadas e automatizadas de forma mais completa, a produtividade do trabalho seria melhorada com a redução do trabalho físico e dos custos de mão de obra e haveria mais tempo disponível para outras actividades da exploração (Frobish *et al.,* 1978; Svennersten-Sjaunja e Pettersson, 2008; de Koning, 2010).

A alimentação de concentrado sem um sistema totalmente automatizado é responsável por aproximadamente 25% do tempo total de trabalho necessário na exploração. Depois da ordenha, este corresponde ao maior tempo de trabalho na exploração leiteira. Nas centrais leiteiras, os sistemas de ordenha automática (AM) estão disponíveis comercialmente desde os anos 90 e ganharam uma grande popularidade nos países desenvolvidos (de Koning, 2010). No entanto, a automatização da alimentação das vacas leiteiras tem-se limitado ao fornecimento de alguns componentes da ração, tais como concentrados ou forragens. Os sistemas de alimentação automática (AF) para rações mistas totais ou parciais (TMR ou PMR) foram desenvolvidos desde o início de 2000 (Hollander *et al.,* 2005), mas as explorações comerciais só mostraram interesse nesta tecnologia nos últimos 5-6 anos. A primeira utilização comercial do sistema de alimentação automática foi introduzida em 2004, na Holanda, mas a tecnologia foi adaptada em 2010 (Bisaglia et al., 2013).

## 2.2 Sistema de alimentação automática

A alimentação convencional através de sistemas de alimentação automática com misturadores de railes ou autopropulsores tornou-se popular nos últimos 5-20 anos (Barmore, 2002). Mais recentemente, os sistemas de alimentação automática (AFS) foram desenvolvidos por centros de investigação (Kazumoto, 1999; Tamaki, 2002) e por fabricantes (Hollander et al., 2005). Os SFA baseiam-se geralmente em tecnologias existentes para a distribuição automática de concentrados, silagens e forragens a partir de um único alimento ou em conceitos completamente novos como TMR ou PMR. Espera-se que a alimentação com rações total ou parcialmente misturadas (TMR ou PMR) estimule a atividade das vacas, promovendo visitas aos dispositivos de alimentação e ao sistema de ordenha automática (AM) e reduzindo a necessidade de mão de obra nas explorações (Bisaglia et al., 2010; 2013).

Existem diretrizes para a compra e utilização de alimentadores de concentrado computorizados (Prichard e Estridge, 1988). No entanto, os ensaios de investigação para documentar as vantagens nutricionais e económicas de cada uma das abordagens são escassos e os resultados são frequentemente contraditórios (Cassel, 1982, Leaver, 1989). Durante os últimos 3-5 anos, as tecnologias de sistemas de alimentação automáticos ganharam popularidade. Algumas das formas mais importantes de explicar estes sistemas incluem a possibilidade de uma frequência variável para modular a ração, controlar os horários de alimentação, estimular a atividade da vaca e gerir a composição da ração diária total com o objetivo de controlar a ingestão de alimentos (Bisagila et al., 2010). Nydegger e Grothmann (2009) referiram que mais de 16 fabricantes desenvolveram diferentes concepções de alimentação automática para TMR/PMR, estimando-se que 300-400 explorações tenham adotado esta tecnologia, na sua maioria localizadas no Norte da Europa, no Canadá e no Japão.

## 2.3 Classificação do sistema de alimentação

A categorização básica do sistema de alimentação baseia-se no tipo de alimentação, se deve ser individual ou em grupo. A alimentação individual permite alimentar as vacas com diferentes componentes e uma ração equilibrada para as necessidades específicas de cada animal. A última versão do sistema de alimentação foi desenvolvida como alimentação TMR automática em grupo, na qual as vacas são alimentadas com dietas equilibradas para as necessidades médias do grupo e não para as necessidades individuais. Na alimentação em grupo, os distribuidores automáticos de alimentos concentrados são colocados na sala de ordenha ou no estábulo.

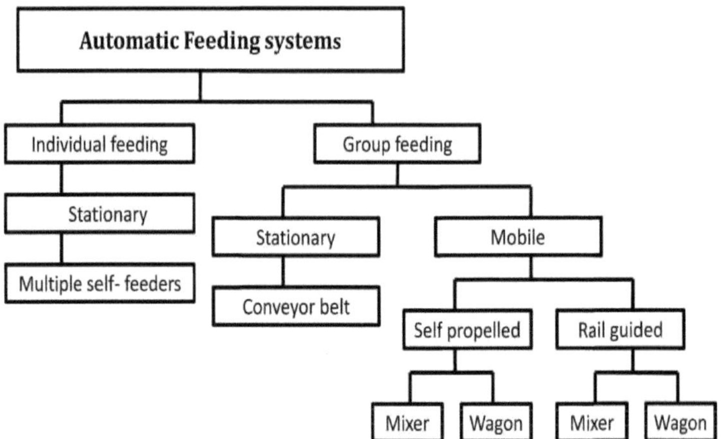


**Fig. 2.1: Classificação dos diferentes sistemas de alimentação automática** (Bisagila *et al.,* 2010; Grothmann et al., 2010)

Os sistemas de alimentação automática são classificados com base no seu modo de propulsão como sistema estacionário com correias transportadoras e sistemas móveis com misturadores mecânicos autopropulsores ou guiados por carris ou operados pelo homem e o modo de processamento da ração como misturador estacionário e vagão misturador móvel **(Fig. 2.1)**. A gama de variabilidade dos parâmetros técnicos no AFS com base no misturador de alimentação **(Quadro 2.1)** e no vagão de alimentação **(Quadro 2.2)**.

**Tabela 2.1: A gama de variabilidade dos parâmetros técnicos no AFS com base no misturador de alimentação** (Bisagila *et al.*, 2010)

| Parameters | Unit | Range of variability | |
|---|---|---|---|
| | | Min. | Max. |
| Roughage temporary storage | N | 0 | 4 |
| Temporary storage capacity | $m^3$ | 9 | 20 |
| Stationary mixer | N | 1 | 4 |
| Capacity of stationary mixer | $m^3$ | 6 | 50 |
| Power of stationary mixer (each) | kW | 4 | 44 |
| Power of accessories | kW | 0.75 | 1.0 |
| Capacity of feeder wagon (FW) | $m^3$ | 1.76 | 4.3 |
| System energy requirement | kWh day$^{-1}$ | 20 | 35 |

**Tabela 2.2: A gama de variabilidade dos parâmetros técnicos no AFS com base no vagão de alimentação** (Bisagila et *al.*, 2010)

| Parameters | Unit | Range of variability | |
|---|---|---|---|
| | | Min. | Max. |
| Roughage temporary storage | N | 1 | 7 |
| Capacity of temporary storage | $m^3$ | 7 | 50 |
| Power of temporary storage (each) | kW | 2.2 | 3.4 |
| Capacity of mixer wagon (MW) | $m^3$ | 1.75 | 4.4 |
| Power of accessories | kW | 0.75 | 1.0 |
| System energy requirement | kWh day$^{-1}$ | 30 | 45 |

## 2.4 Caraterísticas do sistema de alimentação automática

### 2.4.1 Frequência de alimentação

Uma das caraterísticas de um AFS para TMR inclui a possibilidade de aumentar a frequência diária de alimentação de 1 a 15 ciclos por dia, mas com a técnica convencional de alimentação baseada em vagões misturadores tem 1-2 ciclos por dia. Isto permite estimular a atividade alimentar das vacas e a ingestão de matéria seca e promover o comportamento alimentar natural de mais refeições por dia (Bisagila *et al.*, 2010). Azizi *et al.* (2009) verificaram que o AFS dispensa às vacas uma frequência de 7-9 refeições por dia, uma duração de 36-38 minutos por refeição e um tamanho de refeição de 2-3,5 kg por refeição. De

Vries et *al.* (2005) investigaram a influência da frequência da distribuição diária de ração no comportamento das vacas e concluíram que a distribuição frequente de ração melhora o acesso de todas as vacas aos alimentos, em especial durante os períodos de pico da alimentação, quando são fornecidos alimentos frescos, e reduz a quantidade de triagem dos alimentos. De Vries e von Keyserlingk (2005) descobriram que o fornecimento de ração 6 horas após a ordenha aumentava o tempo total de alimentação diária das vacas em 12,5% em comparação com a situação de fornecimento de ração na altura da ordenha no sistema convencional. Mantysaari et *al.* (2006) e Pompe et *al.* (2007) verificaram que o fornecimento frequente de forragens frescas diminuía os picos de visitas das vacas aos locais de alimentação, típicos dos sistemas de alimentação convencionais.

Bisaglia et *al.* (2013) relataram que 80% das fazendas na Holanda com alimentação convencional (CF) distribuíram a ração uma vez por dia, enquanto o número de empurrões de ração para essas fazendas foi de 3,5 ± 1,6 vezes por dia$^{-1}$ enquanto as fazendas com Alimentação Automática (AF) distribuíram a ração 7,8 ± 2,0 vezes por dia$^{-1}$ com intervalos entre as alimentações de 3,1 ± 0,9 horas e com empurrões automáticos da ração. Foi também referido que os agricultores que utilizaram sistemas de alimentação automática tiveram uma opinião positiva sobre o seu desempenho global, especialmente no que se refere aos aspectos de gestão. Verificou-se uma diminuição da necessidade de mão de obra para a alimentação de 33,2 s vaca$^{-1}$ dia$^{-1}$ com CF para 16,4 s vaca$^{-1}$ dia$^{-1}$ com alimentação automática.

### 2.4.2 Medição do tempo de trabalho

Grothmann et *al.* (2010) registaram as medições do tempo de trabalho em 18 explorações diferentes em países europeus que utilizam técnicas de alimentação automática. O tempo de trabalho da AFS numa exploração com 60 animais gastou 50,6 minutos de mão de obra (MP min)/dia e numa exploração com 120 animais gastou 65,2 MPmin/dia. Este tempo inclui a gestão das rações, o enchimento diário dos contentores de armazenamento e a limpeza diária da mesa de alimentação. Alimentar o mesmo rebanho com um vagão misturador de ração, incluindo a distribuição da ração e o empurrar da ração três vezes, exigiria 71,3 MPmin/dia para 60 animais e 202,8 MPmin/dia para 120 animais. Com uma poupança de tempo de trabalho de 112,15 MPmin/dia, existem diferenças substanciais a favor do AFS em 120 animais. Bisaglia *et al.* (2008) também obtiveram resultados semelhantes em termos de desempenho do tempo de trabalho, tendo 150 vacas leiteiras poupado 100 minutos no AFS em comparação com os vagões misturadores de ração. O AFS pode ser uma boa oportunidade para otimizar o tempo de trabalho e a carga de trabalho nas explorações leiteiras. A modelagem de medição do tempo de trabalho (Nydegger & Grothmann, 2009) no AFS mostrou que ele tinha uma exigência de tempo significativamente menor do que o vagão misturador de ração convencional. Bisaglia *et al.* (2013) relataram que o tempo diário necessário para o uso do sistema de gestão diferiu em aproximadamente 1 s vaca$^{-1}$ entre os dois grupos de fazendas, variando de 14,3 s vaca$^{-1}$ nas fazendas CFS para 15,4 s vaca$^{-1}$ nas AFS. Os dados disponíveis revelam que os sistemas de alimentação automatizados permitem aos produtores de leite gerir efectivos maiores com menores necessidades de mão de obra (de Koning, 2010), o que significa que a aplicação de sistemas de alimentação automatizados se enquadra na tendência de aumento do efetivo (Rutten et al., 2013).

## 2.5 Atribuição individual de concentrado (ICA)

A distribuição individual de concentrado (**ICA**) com um sistema de identificação eletrónica e uma estação de alimentação computorizada foi um método aceite para alimentar as vacas leiteiras de acordo com as suas necessidades energéticas (Strickland e Broster, 1981; Livshin et al., 1995). O potencial de melhoria do maneio com esta tecnologia era substancial e foi reforçado pelas perspetivas de ordenha automática (Devir et al., 1993). Para assegurar um consumo mais uniforme de concentrados, as estações de alimentação ICA podem ser utilizadas com uma variedade de rotinas de alimentação em tempo variável ou em tempo fixo (FR). A rotina de alimentação em tempo variável permite que a quantidade de alimento (ou concentrado) disponível para a vaca num dado momento dependa do intervalo desde a alimentação anterior. Assim, o número diurno de oportunidades de alimentação (utilizadas ou não por uma vaca) pode ser muito grande, dependendo da quantidade de concentrado mínimo programado por visita. Já na rotina de alimentação **em tempo fixo**, cada intervalo de alimentação, ou "janela de alimentação" (FW), é igual para todas as vacas da manada, e uma parte fixa do ICA diário está disponível para cada vaca. O número diurno de FW define o número de oportunidades de alimentação proposto por este tipo de FR, mas não exclui a possibilidade de uma vaca se alimentar várias vezes numa FW ou de uma vaca não comparecer durante uma FW (Wierenga e Hopster, 1991a; Livshin *et al.*, 1995).

## 2.6. Adaptação comportamental na estação de alimentação automática (AFS)

As vacas necessitaram de uma adaptação comportamental à estação de alimentação devido à ausência de informação visual sobre a presença de alimentos dispensados e ao número limitado de dispositivos de alimentação (Livshin et al., 1995). Em relatórios anteriores, as vacas conseguiram adaptar-se individualmente a este tipo de equipamento (Cassel et al., 1982; Wierenga e Hopster, 1990); a variabilidade foi grande entre as vacas no que respeita ao número de visitas diárias à estação de alimentação (Cassel et al, 1982, Metz-Stefanovska e Spahr,1989; Pirkelmann, 1992); e a atividade de visita dependia de factores biológicos (idade, peso e paridade), psicológicos (temperamento e comportamento social) e técnicos (número e disposição dos dispositivos de alimentação) (Cassel et al., 1982; Tennessen, 1989; Wierenga e Hopster, 1990).

Sabe-se que a frequência média de visitas a uma estação de alimentação se correlaciona positivamente com a frequência de distribuição individual de concentrado (Pirkelmann, 1992; Wierenga e Hopster, 1991a). Algumas observações indicam que as vacas são capazes de reconhecer o desenho da rotina alimentar. Algumas vacas compreendem habitualmente o carácter periódico do funcionamento da estação de alimentação e a duração do intervalo de alimentação, como se verifica quando as vacas se aglomeram em torno de uma estação de alimentação antes do início de uma janela de alimentação com uma rotina de alimentação a tempo fixo (Pirkelmann, 1992; Wierenga e Hopster, 1991 a). As vacas podem também relacionar as visitas recompensadas de outras vacas com a disponibilidade do próximo lote de alimentos (Wierenga e Hopster, 1991a). A regularidade e a previsibilidade da resposta das vacas a uma rotina alimentar específica (fixa ou variável) caracterizariam a capacidade de adaptação das vacas ao lote individual de concentrado FR.

Mas garantir a regularidade da alimentação pode, por si só, ser importante para o bem-estar da vaca, porque as vacas leiteiras "respondem mais do que qualquer outra classe de gado à regularidade e à alimentação sistemática (Livshin *et al.,* 1995) e têm a capacidade de aprender rapidamente enquanto se adaptam a novos equipamentos e mudanças ambientais (Albright, 1981). Por conseguinte, qualquer rotina de gestão de vacas leiteiras, como a alimentação, o abeberamento, etc., deve ser seguida todos os dias regularmente" (Olson, 1950) para a sua adoção sistemática. Além disso, a compreensão da rotina alimentar, necessária para a adaptação adequada do comportamento da vaca, é o principal componente de um ambiente alimentar previsível e torna-se um fator importante para o bem-estar da vaca (Rutter et *al.,* 1987; Wiepkema, 1988). Os sistemas de alimentação a tempo fixo e a tempo variável (Collis, 1980) mostraram que cada sistema evoca um padrão típico de visitas à estação de alimentação. O sistema de alimentação automática tem o potencial de introduzir ciclos de alimentação regulares para todo o efetivo e de promover a regularidade da alimentação através da sincronização do comportamento do grupo. Qualquer sistema para vacas leiteiras deve, por conseguinte, melhorar a eficiência das operações agrícolas e o bem-estar dos animais de criação (Hurnik, 1992).

### 2.6.1 Número de visitas

Collis (1980) relatou que o número de visitas que cada vaca fazia diariamente aos comedouros era consistente e variava entre vacas individuais na faixa de 4 a 46. Grimm et *al.* (1980) relataram que o número de visitas a um comedouro de concentrado caiu de 15,3 para 5,4 vezes, quando as vacas eram ordenhadas na sala de ordenha. Rossing et *al.* (1985) relataram que as freqüências médias de visitas à estação de alimentação foram de 5,4 e 5,9 vezes, respetivamente, quando as vacas também se alimentaram em um comedouro de concentrado durante a ordenha. Collis (1980) descobriu que as vacas mais jovens visitavam o comedouro com mais freqüência do que as mais velhas e também perdiam mais tempo nos comedouros quando a ração não estava sendo distribuída. Ele propôs que havia uma correlação negativa entre o número de visitas que uma vaca fazia ao comedouro em 24 horas e sua idade. Concluiu que as novilhas eram mais activas (ou inquietas) do que as vacas de segunda paridade ou de paridade superior. Este facto já tinha sido referido anteriormente para o comportamento geral das vacas (Baehr, 1984; Kempkens e Boxberger, 1987) e para as visitas a um comedouro de concentrado (Collis, 1980).

Livishin *et al.* (1995) verificaram que, num período de observação de 24 horas, a média de visitas por vaca numa janela de alimentação de 6 horas e de 4 horas (FW) mostrou uma diferença significativa nas visitas recompensadas (5,74 ± 0,06 e 7,33 ± 0,13) e nas visitas não recompensadas (5,78 ± 0,23 e 8,00 ± 0,18). Numa única janela de alimentação, o número médio de visitas com recompensa e de visitas sem recompensa nas FW fixas de 6 horas (1,43 ± 0,02 e 1,22 ± 0,02) e de 4 horas (1,44 ± 0,06 e 1,33 ± 0,03) apresentou diferenças significativas. Ele também relatou que o número médio de visitas diurnas à estação de alimentação por vaca aumentou 33% depois que o intervalo foi alterado de 4 horas para 6 horas. O número médio de visitas recompensadas por vaca diminuiu 15% devido à interrupção da alimentação. Os resultados sobre o consumo incompleto de concentrado revelaram que 2,4% no intervalo fixo de 6 horas e 1,6% no intervalo fixo de 4 horas de ração distribuída durante os respectivos períodos. Em ambos os estudos, foram registados cerca de 98% de presenças e 81% de todas as vacas não perderam nenhuma janela de alimentação no intervalo de 6 horas, o que mostra que o ACI com alimentação a tempo fixo melhora a persistência do consumo de concentrado e a regularidade na estação de alimentação.

A percentagem de visitas não recompensadas foi praticamente a mesma tanto no FW de 6 horas (52,1%) como no de 4 horas (49,4%) e o concentrado atribuído a cada vaca foi completamente consumido em 96,5% e 94,9%. Na última hora de FW, em ambos os percursos (6 horas e 4 horas), observou-se um aumento significativo da ocupação da estação de alimentação por visitas não recompensadas. A quantidade de concentrados consumidos foi mais elevada na 1st hora da janela de alimentação, tendo depois diminuído drasticamente após o consumo de 80% do total da FW do efetivo. Concluiu que a intensidade média do comportamento de visita estava fortemente correlacionada com o número de oportunidades de alimentação em ambas as rotinas de alimentação a tempo fixo (FR). A regularidade do comportamento alimentar baseou-se na adaptação das vacas à rotina alimentar proposta, em vez de ser o resultado de visitas periódicas à estação de alimentação, independentemente do programa de alimentação. As vacas foram capazes de se adaptar rapidamente à nova rotina de alimentação (para comparecerem à estação de alimentação de acordo com um novo sistema de alimentação (Livishin et al., 1995).

Wierenga e Hopster (1991a) referiram que o número médio de visitas recompensadas nos sistemas de tempo fixo variou significativamente entre 7,64 e 9,86 visitas por vaca por 24 horas, das quais 3,18 e 5,36 visitas não foram recompensadas. Com o sistema de tempo variável, o número médio de visitas variou entre 12,62 e 15,14 visitas por vaca por 24 horas, mas apenas algumas visitas de 1,31 e 2,55 visitas por vaca por 24 horas não foram recompensadas. Concluiu também que o comportamento de visita das vacas se baseava mais em visitas aleatórias às estações de alimentação do que na compreensão do **FR** e que as vacas "não respondiam à variação durante o período de 24 horas nas suas hipóteses de obter concentrados" e "escolhiam uma estratégia de visitas regulares à estação de alimentação, porque o custo dessas visitas é baixo e a recompensa é suficientemente elevada" (Wierenga e Hopster, 1991ab). Ele também descobriu que cada visita permite que as vacas testem se uma nova porção de concentrados foi atribuída. Foi observado que a maioria das visitas sem recompensa eram muito curtas, mostrando que as vacas deixavam a estação de alimentação assim que se apercebiam que não iriam receber quaisquer concentrados. Afirmou que cada visita não recompensada, a posição social da vaca na manada e a duração da luz do dia podem afetar o ritmo da vaca, a produção e a taxa de ingestão de alimentos.

Wierenga e Hopster (1991b) propuseram que na transição do sistema de tempo fixo-7 para o sistema de tempo variável, o número de visitas aumentou de 6,6 para 9,7 por vaca em cada 24 horas. Estes resultados mostram que as vacas responderam no prazo de 2 dias a alterações no sistema de alimentação com concentrados, o que, particularmente no caso do sistema de tempo variável, coincidiu com alterações nas suas hipóteses de serem recompensadas. Com os três sistemas (tempo fixo-3, tempo fixo-7 e tempo variável), o número de visitas ocorreu ao longo de todo o período de 24 horas, o que mostra que a hora do dia não foi um fator a este respeito. Foi referido que as vacas leiteiras responderam tão rapidamente (Wierenga e Hopster, 1988) a uma transição de um sistema de alimentação para outro (em particular a mudança de um sistema de tempo fixo para o sistema de tempo variável) no seu número de visitas à estação de alimentação.

Ketelaar-de Lauwere *et al.* (1999) relataram que o número médio total de visitas ao comedouro concentrado fora da sala de ordenha e dentro da sala de ordenha variou significativamente como 7,7 e 11,9 vezes. As visitas recompensadas foram 5,8 e 7,8 e as visitas não recompensadas foram 2,3 e 4,0 vezes. Ele também relatou que os números médios de visitas recompensadas em novilhas foram 11,3 e vacas pluríparas ($\geq$ 2) foram 8 e as visitas não recompensadas foram 4,1 e 2,2 em novilhas e vacas pluríparas.

Herlin e Frank (2007) realizaram um estudo sobre a estação de alimentação com e sem portões de proteção. O número de visitas com recompensa foi de 12,7 e 15,9 e o de visitas sem recompensa foi de 3,7 e 5,3, o que revela uma diferença significativa. Os resultados anteriores sobre o número de visitas à estação de alimentação sem portões de proteção, tanto com recompensa como sem recompensa, foram aproximadamente os mesmos que os de Wierenga e Hopster (1991ab). No estudo, não houve diferença no consumo total de ração e na produção de leite entre os grupos.

## 2.6.2 Duração das visitas

Spahr *et al.* (1978) referiram que o tempo médio em que cada vaca ocupava um comedouro era de 25 minutos por dia, e o tempo médio durante o qual a ração era distribuída era de 16,5 minutos por dia. Collis (1980) verificou que a duração média de cada visita era de 4,9 minutos, com um intervalo de médias de 1,3 a 13,5 minutos. Ele também relatou que o tempo médio de ocupação de um comedouro foi de 31 minutos por vaca por dia durante o período de estudo de 96 horas e 17,5 minutos por vaca por dia durante o período de estudo de 72 horas, e os tempos médios de distribuição foram de 17 minutos e 14 minutos, respetivamente.

Wierenga e Hopster (1991a) referiram que o tempo médio passado na estação de alimentação variou entre 41,3 e 50,3 minutos por vaca em cada 24 horas para os sistemas de tempo fixo, e foi ligeiramente (mas significativamente) mais elevado para o sistema de tempo variável (variando entre 52,4 e 54,4 minutos). O tempo total gasto em visitas sem recompensa foi bastante baixo (variando entre 2,1 e 8,0 minutos por 24 horas); cada visita sem recompensa foi muito curta, apenas entre 1,4 e 1,9 minutos.

Wierenga e Hopster (1991b) efectuaram um estudo sobre vacas que visitavam a estação de alimentação (com ou sem recompensa), em que uma visita ocorria no espaço de 1 minuto a seguir à visita da última vaca (que era, na maior parte das vezes, uma vaca diferente); calculou-se que o intervalo médio entre o fim de uma visita e o início da visita seguinte durava 3,4 minutos, 2,5 minutos e 1,4 minutos para os sistemas de tempo fixo-7, tempo fixo-3 e tempo variável, respetivamente (esta variação na duração do intervalo é causada pela variação entre sistemas no número de visitas por 24 horas). Também referiu que a percentagem média do número de visitas que se seguiram a uma visita precedente no espaço de 1 min, na média de todos os sistemas, foi de 67,3% e que a visita subsequente ocorreu significativamente mais vezes no espaço de 1 min quando a visita precedente foi recompensada (79,2%) do que quando não foi recompensada (40,3%).

Ketelaar-de Lauwere *et al.* (1999) efectuaram um estudo sobre a relação entre a paridade das vacas leiteiras e a duração das visitas no AFS. A duração média das visitas (min) em 24 horas foi de 16,3 min nas novilhas e de 22,8 min nas vacas pluríparas ($\geq$ 2).

### 2.6.3 Consumo de concentrado

Frobish et *al.* (1978) realizaram um estudo sobre os diferentes métodos de alimentação de concentrados, entre o alimentador eletrónico e o sistema de alimentação na sala de ordenha; os resultados mostraram que a ingestão diária de concentrado e de silagem era semelhante em ambos os métodos de alimentação de concentrados e que não havia diferenças na ingestão de alimentos. Concluiu que a alimentação da mistura de concentrados com um alimentador eletrónico eliminava o problema da sobrealimentação das vacas leiteiras

Wierenga e Hopster (1991a) verificaram que a ingestão média de concentrados por vaca em cada 24 horas com os sistemas de alimentação automática variava apenas entre 8,6 e 8,9 kg, não tendo sido encontradas diferenças significativas entre os sistemas. Com os sistemas de tempo fixo, o consumo mais elevado verificou-se sempre no primeiro período de 4 horas após o início de cada ciclo de 12 horas.

Ketelaar-de Lauwere *et al.* (1999) também relataram que a quantidade média total de concentrado ingerida no comedouro de concentrado fora da sala de ordenha e dentro da sala de ordenha variou em 6,3 e 6,6 kg. Com base na paridade, referiu que a quantidade média de concentrado ingerido entre novilhas e vacas pleuríparas variava significativamente entre 5,7 e 7,2 kg.

# 3. MATERIAIS E MÉTODOS

O presente estudo foi efectuado em vacas leiteiras de raça cruzada durante um período de 5 meses no Livestock Research Centre (LRC), National Dairy Research Institute (NDRI), Karnal, Haryana.

## 3.1 Caracterização da área de estudo

A exploração situa-se a uma altitude de 250 m acima do nível médio das águas do mar, a $29,42^0$ N de latitude e $79,54^0$ E de longitude, na zona oriental de Haryana, que faz parte da zona agro-climática da planície trans-gangética da Índia. O clima que prevalece é de natureza subtropical. Em cada ano, há quatro estações principais: inverno (dezembro a março), verão (abril a junho), chuvas (julho a setembro) e outono (outubro a novembro). A temperatura atmosférica varia entre quase zero (4°C) durante os meses de inverno, no pico da noite, e cerca de 45° -60°C nos meses de verão, ao fim da tarde.

## 3.2 Práticas gerais de gestão

As práticas de gestão seguidas no presente estudo são discutidas em diferentes rubricas, como se segue.

### 3.2.1 Habitação

Os animais experimentais foram mantidos num sistema moderno de estabulação solta, no âmbito de uma prática de gestão de grupo. O estábulo estava separado por uma zona de passeio e em ambos os lados do estábulo foram instaladas duas estações automáticas de alimentação de concentrado com quatro contentores (DeLaval) para a alimentação de concentrado, bem como um dispositivo automático de limpeza (DeLaval) em ambos os lados do estábulo **(Fig. 3.1)**. A forragem verde e seca foi alimentada na manjedoura construída dentro do galpão como parte do sistema de alimentação na linha da cerca. O barracão, concebido à medida, tem um teto devidamente isolado, muita ventilação e espaço suficiente para 100 vacas. O bebedouro também está instalado no interior do galpão, em frente à manjedoura, em ambos os lados, para garantir o fornecimento adequado de água potável. No exterior do pavilhão, os piquetes estavam rodeados por tubos metálicos em três lados e um dos lados estava protegido por manjedouras e tubos de proteção. Fora do galpão principal, havia uma plantação de árvores dentro do paddock para abrigo natural dos animais durante o dia. O sistema de alojamento foi concebido de forma a permitir uma ampla circulação de ar e a proteger os animais das condições climatéricas extremas. O espaço no paddock, a manjedoura e o bebedouro estavam em conformidade com a norma BIS.

Este sistema de alojamento facilitava a livre circulação e o exercício suficiente dos animais, bem como a deteção visual de calor a partir da estrada paralela adjacente. O pavilhão era limpo todos os dias de manhã cedo. A solução anti-séptica contendo fenil era aplicada a intervalos regulares no chão do pavilhão para manter os animais livres de infecções. Durante o inverno, todos os animais do grupo foram protegidos por folhas de plástico penduradas nos lados do pavilhão durante os meses de dezembro e janeiro. Este sistema de alojamento permite que os animais exibam o seu comportamento natural, facilitando-lhes a liberdade de movimentos e exercício suficiente.

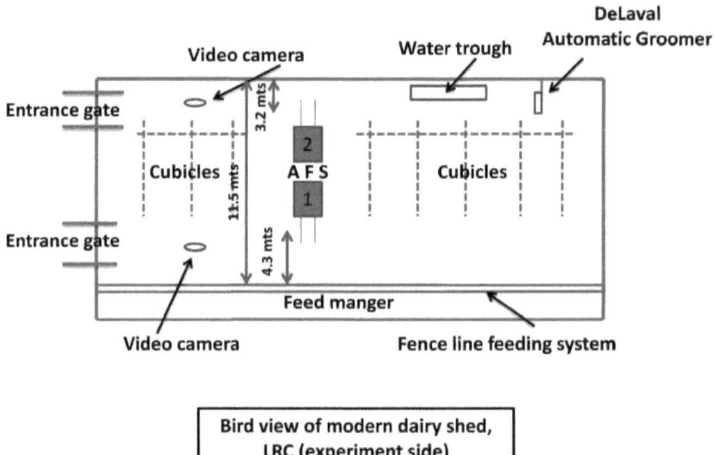


**Fig 3.1 Pavilhão para animais de laboratório: lado da experiência (vista aérea) LRC, NDRI.**

### 3.2.2 Alimentação

As necessidades nutricionais dos animais foram satisfeitas principalmente com forragens verdes *ad lib*, forragens secas, silagem e uma quantidade medida de concentrado. As forragens verdes, cultivadas na exploração do instituto, eram fornecidas de acordo com a disponibilidade sazonal **(Fig. 3.2)**. Durante o inverno, foram fornecidas forragens como o bérberis, a aveia, a mostarda, o nabo e o milho de inverno, ao passo que durante o verão e a estação das chuvas foram fornecidos sobretudo milho e sorgo.

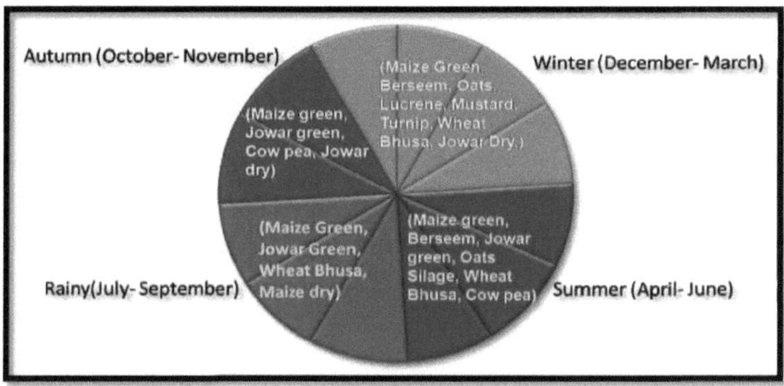


**Fig 3.2 Disponibilidade de forragem em diferentes estações do ano no LRC, NDRI**

A forragem Berseem era sempre alimentada com alguma quantidade de palha de trigo para evitar perturbações digestivas como o inchaço. As forragens secas, sob a forma de palha de trigo picada, foram dadas aos animais predominantemente nos meses de inverno. A composição da mistura de concentrados **(Quadro 3.1)** era a mesma em termos de teor de DCP e TDN, embora os ingredientes variassem consoante a disponibilidade sazonal.

**Quadro 3.1: Composição da mistura concentrada**

| Serial number | Ingredients | Parts (%) |
|---|---|---|
| 1 | Maize | 33 |
| 2 | Groundnut cake | 21 |
| 3 | Mustard cake | 12 |
| 4 | Wheat bran | 20 |
| 5 | De-oiled rice bran | 11 |
| 6 | Mineral mixture | 2 |
| 7 | Common salt | 1 |
| | **Total** | **100** |

A alimentação foi dividida em 3 vezes por dia. As práticas de rotina de alimentação com forragem verde eram as seguintes: de manhã, entre as 8h30 e as 9h00; de novo, entre as 10h00 e as 11h00; e, à tarde, entre as 14h00 e as 14h30, juntamente com a forragem seca dada às vacas. A forragem verde residual foi dada aos animais nas restantes horas e durante a noite. O concentrado foi dado à razão de 1,5 kg a 2,0 kg por animal para manutenção do corpo em geral. As vacas leiteiras (com produção acima de 5,0 kg) receberam concentrado adicional na proporção de 1,0 kg para cada 2,5 kg de produção de leite, de acordo com as recomendações do NRC (2001). O concentrado para os animais de ordenha foi fornecido individualmente, com base na sua dose diária de concentrado, numa estação de alimentação automática (AFS), com uma frequência regular ao longo do dia.

### 3.2.2 Ordenha

A ordenha era feita 3 vezes por dia (de manhã das 5.00 às 6.00 horas, ao meio-dia das 12.00 às 13.00 horas e à noite das 6.00 às 19.00 horas). A ordenha mecânica foi praticada em vacas experimentais cruzadas KF. As vacas foram ordenhadas em uma sala de ordenha semi-automatizada do tipo espinha de peixe, equipada com um sistema de identificação automática dos animais, e os dados sobre a produção de leite de cada vaca foram registrados e armazenados automaticamente no software DeLaval ALPRO®.

### 3.3. Conceção experimental:

O objetivo desta experiência foi estudar o comportamento das vacas leiteiras cruzadas na estação de alimentação automática de concentrado através do número de visitas e da duração (padrão) das visitas à estação de alimentação para descobrir a adaptação das vacas leiteiras cruzadas ao AFS.

### 3.3.1 Seleção de animais de laboratório

O presente estudo foi efectuado em 50 vacas leiteiras em lactação de raça cruzada. As vacas foram selecionadas aleatoriamente, independentemente da paridade e do estádio de lactação. O único critério seguido na seleção dos animais foi o da produção média (10-15 litros/dia). Durante a seleção, apenas os animais saudáveis foram selecionados para a experiência. Os animais da experiência foram alojados num galpão onde está instalada uma estação automática de alimentação de concentrados (AFS).

Os animais foram identificados com o cinto de pescoço que continha o transponder, o medidor de atividade e as etiquetas com números de identificação específicos de cada animal. Os animais que apresentavam qualquer anomalia física ou fisiológica foram excluídos do estudo e, finalmente, a experiência foi realizada com 46 vacas leiteiras de raça cruzada no AFS, onde os padrões comportamentais foram monitorizados e registados. A experiência foi devidamente aprovada pelo comité institucional de ética animal (IAEC).

### 3.4 Estação de alimentação automática DeLaval e ALPRO® browser

### 3.4.1 Estação de alimentação automática de concentrado

O AFS no modelo de pavilhão de estabulação solta no LRC, pátio de gado, NDRI era do tipo FSC400 (premium). Este tipo de estação de alimentação tem uma manjedoura, um funil e uma placa frontal feitos de aço inoxidável. A estação de alimentação está instalada num plano ligeiramente elevado. O AFS tem duas estações de alimentação (FS) e quatro silos ($2\times2$), o que significa que uma estação partilha um controlador de estação com outra estação de alimentação. As estações são codificadas como A1 (com controlador), B1 e A2 (com controlador), B2. Cada estação é controlada por um controlador de estação. Acima da estação de alimentação foi fixada uma antena, a partir da qual os dados são enviados para o software ALPRO® através de um fio. Diariamente, 400 kg de concentrado eram colocados no depósito de armazenamento, sendo depois transportados para o camião-cisterna. A capacidade do camião-cisterna era de 10 000 kg. Até este ponto, o sistema é manual, após o que a alimentação de cada estação e contentores é automaticamente distribuída.

### 3.4.2 Cinto de pescoço DeLaval

As vacas leiteiras KF experimentais foram amarradas com o cinto de pescoço (DeLaval), que tem um transponder para identificação dos animais no AFS e etiquetas com números para identificação dos animais. Juntamente com as etiquetas numéricas e o transponder, a ranhura do contador de atividade também está fixada no cinto de pescoço. O número do transponder de cada animal, o número de atividade e as etiquetas do cinto são exclusivos de um animal específico.

### 3.4.3 Software ALPRO® windows 7.2

O número da etiqueta do cinto de pescoço do animal, o número do transponder e o número de atividade devem ser introduzidos em primeiro lugar; isto valida o animal no software do sistema. Deve ser introduzida a ração de base do animal experimental, a data do parto e a paridade. A distribuição dos grupos foi o passo importante na alimentação dos animais. A ração de cada animal foi alterada com base na observação semanal da produção de leite. O intervalo de tempo de distribuição do concentrado foi calibrado em três horários de janelas de alimentação (FW) ou intervalo de alimentação, cada janela de alimentação tem oito horas de intervalo de alimentação. A FW 1 começa das 12.00 às 7.59 horas; a FW 2 das 8.00 às 15.59 horas e a FW 3 das 4.00 às 11.59 horas.

### 3.4.4 Definições do software da estação de alimentação

### 3.4.4.1 Número de visitas no AFS

Cada visita de um animal foi registada como visita de alimentação ok (visita recompensada) e visita de alimentação não ok (visita não recompensada) no controlador do sistema da estação de alimentação. O animal com transponder introduzido no AFS e que recebeu a quantidade de concentrado atribuída no tempo programado foi detectado pelo controlador do sistema e foi contabilizado como visita recompensada (visita de alimentação ok) na base de dados do software ALPRO®. A visita não recompensada (visita de alimentação não ok) indica que o animal entrou no AFS, o que foi detectado pelo controlador do sistema, mas o concentrado atribuído não foi distribuído na hora programada. Este número de visitas recompensadas e não recompensadas é detectado pelo controlador do sistema num período de 24 horas e guardado na base de dados ALPRO®. A percentagem de adaptação foi calculada com base no concentrado médio atribuído dividido pelo número médio de visitas.

### 3.4.4.2 Ração máxima diária de concentrado

A ração máxima diária é a quantidade de alimentos concentrados que podem ser dados a um animal num período de 24 horas. Gama de parâmetros: 0,01-65 kg. Valor por defeito: 30,0 kg.

### 3.4.4.3 Matéria seca concentrada

Percentagem do alimento, em peso, que não contém água. Gama de parâmetros: 1100%. Valor por defeito: 87%.

### 3.4.4.4 Níveis de alarme e parâmetros gerais

**Um dia de baixo consumo**

O alarme de um dia indica um baixo consumo de ração após um dia de possível baixo consumo para um animal determinado no turno do dia, quando o consumo real é comparado com o nível de alarme. O nível de alarme é expresso como uma percentagem da ração diária. O alarme aparece na janela de atenção e no calendário. Intervalo de parâmetros: 50-99%. Valor por defeito: 60%.

**Três dias de baixo consumo**

O alarme de três dias funciona segundo o mesmo princípio que o alarme de um dia, com a diferença de que verifica o baixo consumo de ração durante três dias consecutivos. O alarme aparece na janela de atenções e no calendário. Intervalo de parâmetros: 30-99%. Valor por defeito: 90%.

**Alerta precoce**

O alarme de alerta precoce indica um baixo consumo de ração oito horas após o turno do dia. O objetivo do alerta precoce é avisar sobre um possível baixo consumo diário já numa fase inicial. O alarme aparece na janela de atenções e no calendário. Intervalo de parâmetros: 30-99%. Valor por defeito: 90%.

**Sem alarme de visita**

É o período durante o qual não foram efectuadas visitas a uma estação de alimentação. É emitido um alarme depois de decorrido este tempo. Intervalo de parâmetros: 2-24 horas. O valor predefinido é 3 horas.

### 3.4.4.5 Símbolos de alarme de alimentação

Os alarmes de alimentação são representados por símbolos **(Tabela 3.2)**. Estes aparecem no calendário do ecrã das janelas, nos relatórios e na janela de dados de alimentação.

**Quadro 3.2: Lista de símbolos de alarme de alimentação".**

| Alarm symbols | Meaning |
|---|---|
| *A* | one day of low consumption |
| *M*: | one day of low consumption, ration has been manually changed |
| *W*: | early warning |
| *AW | one day of low consumption and early warning |
| *MW | One day of low consumption, ration has been manually changed and early warning |
| AAA | three days of low consumption |
| AMA | three days of low consumption, ration has been manually changed |
| AAW | three days of low consumption and early warning |
| AMW | three days of low consumption, ration has been manually changed and early warning |

### 3.4.4.6 Ração máxima disponível

A ração máxima disponível é a quantidade máxima da ração diária de qualquer alimento que um animal pode ter disponível em qualquer momento. O sistema ALPRO® determina continuamente a ração disponível dependendo do consumo do animal e do tempo que passa entre as suas visitas às estações de alimentação. A ração disponível diminui à medida que o animal come e volta a aumentar gradualmente com o passar do tempo. O objetivo desta funcionalidade é distribuir a ração uniformemente ao longo de todo o dia. A ração máxima disponível é expressa como uma percentagem da ração diária. Intervalo de parâmetros: 30-99%. O valor predefinido é 50%.

### 3.4.5 Definições por estação de alimentação (controlador de estação)

#### 3.4.5.1 Máximo por visita

Esta é a quantidade máxima de alimento que pode ser distribuída a um animal durante uma visita à estação de alimentação. Gama de parâmetros: 0,00-9,99 kg. Valor por defeito: 1,00 kg.

#### 3.4.5.2 Mínimo para iniciar a distribuição

Esta é a ração mais pequena disponível para que o distribuidor comece a distribuir ração. Gama de parâmetros: 0,10-6,00 kg. Valor por defeito: 0,30 kg.

#### 3.4.5.3 Taxa de distribuição

T Este é o ritmo a que os distribuidores de ração na estação de alimentação devem distribuir a ração. Intervalo de parâmetros: 0,10-6,00 kg. Valor por defeito: 0,30 kg.

#### 3.4.5.4 Reporte máximo

Esta é a quantidade máxima de ração que será transferida para o dia seguinte, se o animal não tiver tomado o seu concentrado efetivo nesse dia. Gama de parâmetros: 20-50%. Valor por defeito: 20%.

### 3.4.6 Armazenamento de dados (controlador do sistema)

Os dados relativos à alimentação e à ordenha foram armazenados no software ALPRO® windows versão 7.2. Os dados estão disponíveis no software como

**Tabela 3.3: Dados de alimentação armazenados no software** ALPRO

| Feed visits: | Feeding amounts | Feeding consumption |
|---|---|---|
| 1.Feed visits today | 1.Ration | 1.Alarm |
| a. ok | a. Concentrate total | |
| b. not available | ration (feed 1-8) | 2.Today consumption |
| c. blocked | b. Cow on build up | a. Feed 1-8 |
| | c. Cow on step down | b. Concentrate consumed |
| 2. Feed visits yesterday | d. ECM .corr. yield | today |
| a. ok | e. Fat protein ratio | |
| b. not available | f. Calculate ration | 3.Yesterday consumed |
| c. blocked | (feed 1-8) | a. Feed 1-8 |
| | | b. Concentrate consumed |
| 3.Relative feed visit | 2.Taget (Feed 1-8) | today |
| a. ok | | |
| b. not available | | 4.Total consumption |
| | | a. Feed 1-8 |
| 4.Average feed visit | | b. Conc. consumed today |
| a. ok | | c. Conc. consumed |
| b. not available | | yesterday |
| | | |
| | | 5. Feed 7 day avg. consumption |
| | | |
| | | 6.Feed this lactation consumption |
| | | |
| | | 7. Milk/ feed consumption |
| | | a. Milk income 7 day avg. |
| | | b. Milk income this lactation consumption |

## 3.5 Controlo do comportamento

### 3.5.1 Marcação de animais de laboratório

Para identificar o comportamento individual do animal no AFS, os animais foram marcados no dorso e nos lados do animal com tinta preta e branca tipo spray (POLO), dependendo da cor do animal. Nas 46 vacas KF, cerca de 12 vacas KF apresentavam predominantemente grandes manchas brancas no dorso e na região do lombo, sendo a tinta preta utilizada para essas vacas. Todos os animais são predominantemente pintados de branco, para facilitar a identificação durante a observação nocturna. A cada 2-3 dias era feita a marcação. Todos os animais foram marcados com os números das suas etiquetas de pescoço para facilitar a identificação dos indivíduos. Esta tinta em spray não causou qualquer reação na pele do animal e não houve efeitos secundários na saúde do animal. Foi fácil e conveniente para a marcação de identificação de um grande grupo de animais sem causar muito stress aos animais.

### 3.5.2. Registo do comportamento

O comportamento individual dos animais foi monitorizado utilizando duas câmaras de vídeo sensíveis aos infravermelhos (câmara Sony Super Colour HAD CCD de 1/3", modelo: HSW-72E, TVS, Índia, com uma lente de F1,2/3,6 mm, focagem automática) fixadas sobre os pilares de ferro do telhado do estábulo dos animais (2,5 metros acima do solo), focando os contentores da estação de alimentação e gravadas por um gravador de vídeo digital (número de modelo KDM-6553, nome do modelo - MEPEG4/H.264, Shenzhen kadyMay technology Co., Ltd. China) com imagens de vídeo digitais de 1 e 4 canais (25 fotogramas por segundo) com 720*576 pixéis e um disco rígido interno de 1 TB foi utilizado para armazenar dados no DVR. As imagens em movimento foram guardadas no sistema informático ligado ao DVR. As câmaras de vídeo foram ligadas ao DVR por cabo. Foram tomadas medidas de iluminação adequadas para facilitar a gravação de vídeo de dia e de noite no interior do barracão. Para o efeito, foram colocadas luzes tubulares a 3,8 metros de distância sob o telhado do barracão.

Todos os 50 animais experimentais de raça cruzada foram transferidos para o estábulo da área de estudo, que foi instalado com AFS no primeiro dia da experiência até ao fim do período de estudo.

Foram utilizados métodos de observação contínua para registar o padrão de visita das vacas KF na estação de alimentação automática, que foi gravado e guardado no DVR.

## 3.6 Análise do comportamento

Todas as gravações de vídeo foram analisadas por observação contínua e foram utilizados vários observadores para recolher a informação comportamental. A fiabilidade inter-observadores, medida pela percentagem de concordância, situou-se entre 98 e 99%. Todos os padrões de atividade de cada vaca foram lidos a uma velocidade de 2x a 32x, dependendo das actividades das vacas. O ponto de início e o ponto de fim de cada atividade alimentar foram observados por repetição para a frente e para trás. A duração de cada atividade foi a diferença entre o ponto de início e o ponto de fim dessa atividade. Foram observados continuamente os seguintes padrões de atividade de alimentação de concentrado no AFS.

## 3.6.1 Duração das visitas (recompensadas e não recompensadas)

A duração do padrão de visitas na estação de alimentação foi estudada através da observação em vídeo de animais individuais. Os animais foram observados individualmente durante 72 horas. Os dados registados em vídeo foram utilizados para analisar o tempo que uma vaca permanece na estação de alimentação. A duração das visitas foi classificada em visitas com recompensa e visitas sem recompensa.

## 3.7  Factores individuais dos animais

### 3.7.1  Peso corporal

O peso corporal de cada animal foi registado quinzenalmente durante as primeiras horas da manhã, entre as 7h30 e as 8h30. No dia da pesagem, os animais não receberam forragem nem água durante as primeiras horas da manhã. Individualmente, os animais foram obrigados a ficar de pé e a assentar corretamente antes de registar os dados na plataforma da balança eletrónica.

### 3.7.2  Índice de condição corporal

Para avaliar a condição corporal do animal com uma precisão bastante elevada, foi descrita uma técnica simples designada por pontuação da condição corporal, que está a ser utilizada em muitos países desenvolvidos e em alguns países em desenvolvimento. Para registar a condição corporal dos animais, foram tidos em conta os seguintes pontos

i)    Coluna vertebral (Chine, Lombo e Alcatra) cobertura de carne ao nível dos processos espinhosos das regiões.

ii)   Processos espinhosos - sua proeminência e nitidez.

iii)  Região da cabeça da cauda: proeminência da depressão entre o osso do dorso e a cavilha e entre as cavilhas e os ossos do jarrete.

iv)   Costelas - o seu revestimento de carne.

Tendo em conta os pontos acima referidos, Prasad (1994) formulou uma tabela de pontuação com uma escala de 6 pontos, que foi adoptada no estudo apresentado na **(Tabela 3.4)**. A pontuação da condição corporal dos animais foi observada em intervalos quinzenais. Os animais experimentais sujeitos à investigação da condição corporal obtiveram uma pontuação à entrada nos grupos experimentais no final da experiência.

**Quadro 3.4: Tabela de pontuação da condição corporal (BCS)**

| Sl. No | Point | Score | Description |
|---|---|---|---|
| I | Vertebral column (chine, loin and rump region) | 1 | Individual spine very prominent and sharp to touch |
| | | 2 | Spines prominent, ends sharp but covered with thin layer of muscular tissue. |
| | | 3 | Spines not prominent but can be felt individually by slight pressure of hand. |
| | | 4 | Spines not clear individually rounded in shape can still be felt with firm pressure. |
| | | 5 | Difficult to palpate, covered with layer of fat. |
| | | 6 | Spines buried under fat , impossible to palpate |

| | | | |
|---|---|---|---|
| II | Transverse processes (TP) of lumbar vertebrae | 1 | Very distinct and sharp to touch, no muscle covers. |
| | | 2 | Distinct but less sharp, little muscle cover. |
| | | 3 | Observable but not very sharp, not detectable individually. |
| | | 4 | Rounded and can be felt only with some pressure. |
| | | 5 | Rounded with fatty muscle layer, TP can only be felt with firm pressure. |
| | | 6 | Thick fatty deposition observable.TP not palpable. |
| III | Prominence of pin or hook bones | 1 | Very sharp to touch, no detectable muscle tissue. |
| | | 2 | Pin or hook bones sharp but covered with little muscular tissue. |
| | | 3 | Pin or hook bones smooth covered with some fatty tissue. |
| | | 4 | Pin or hook bones well rounded, fatty tissue clearly evident. |
| | | 5 | Pin or hook bones Well rounded ,fatty tissue present all around |
| | | 6 | Pins or hook bones buried under fatty tissue. |
| III | Tail head region clearly | 1 | Deep cavity under tail head, clearly visible. Tail vertebrae visible individually. |
| | | 2 | Depression not as marked. Tail vertebrae easily palpable singularly. |
| | | 3 | Depression shallow, vertebrae palpable with some pressure. |
| | | 4 | No depression visible under tail head, slight fatty tissue palpable around tail head. |

| | | | |
|---|---|---|---|
| | | 5 | Individual vertebrae not palpable even with firm pressure. Accumulation of fatty tissue all around easily discernible. |
| | | 6 | Tail head buried under fatty tissue. |
| IV | Depression between back bone and hooks or back bone and pin bones | 1 | Depression very deep, skin drawn tight over pelvis with no tissue in between. |
| | | 2 | Depression deep with only a slight layer of tissue in loin area. |
| | | 3 | Depression still evident but not as deep. |
| | | 4 | Flattened slight fatty tissue detectable. |
| | | 5 | No depression, fatty tissue clearly visible. |
| | | 6 | Heavy deposits of fat over lion area or no depression |
| V | Ribs | 1 | Individual ribs sharply prominent no detectable fat cover ribs, sharp to touch. |
| | | 2 | Ribs still prominent but covered with thin layer of muscular tissue. |
| | | 3 | Not all the ribs clearly visible covered with thick layer of muscular tissue. |
| | | 4 | Ribs not clear individually. Palpable with little pressure. |
| | | 5 | Ribs palpable only with firm pressure. |
| | | 6 | Ribs very difficult to palpate, heavy deposits of fat all around. |
| VI | Over hanging self effect | 1 | Define shelf clearly evident gaunt tucked in. |
| | | 2 | Shelf effect prominent. |
| | | 3 | Moderate shelf evident. |
| | | 4 | Slight shelf evident. |
| | | 5 | No self evident. |
| | | 6 | Bulge clearly evident. |

## 3.8 Análise estatística

Para estudar a associação entre diferentes parâmetros comportamentais e de produção, foram selecionadas aleatoriamente 50 vacas cruzadas. Posteriormente, devido a claudicação e mau desempenho, 4 vacas cruzadas foram excluídas da experiência. Os dados das restantes 46 vacas cruzadas foram analisados por subclasses de paridade, nomeadamente 1, 2 e ≥3 paridades. Os dados foram analisados estatisticamente utilizando o SAS® versão 9.2, SigmaPlot versão 11.0, Systat Software Inc, EUA e Microsoft Excel® (2007) utilizando os seguintes métodos:

> Teste tabular (para estatísticas descritivas).
> Teste t de Student.
> Coeficiente de correlação.
> Análise de variância de duas vias (ANOVA) com interação.

# 4. RESULTADOS E DISCUSSÃO

## 4.1 Adaptação comportamental numa estação automática de alimentação de concentrados

A adaptação comportamental na estação de alimentação automática de concentrado foi estudada com o concentrado médio atribuído, o número médio de visitas recompensadas e a duração média do tempo passado na estação de alimentação. Para além disso, a produção média de leite, o peso corporal e o índice de condição corporal também foram estudados durante o período experimental em vacas de raça cruzada.

### 4.1.1 Ração concentrada atribuída

Os resultados relativos à ração semanal média de concentrado distribuída durante o período de estudo (8 semanas) foram apresentados na **Tabela 4.1** e na **Figura 4.1**. A média geral de concentrado foi atribuída com base na produção média semanal de leite. As quantidades mínimas a máximas de concentrado atribuídas a vacas de $1^{st}$, $2^{nd}$ e $\geq3$ paridades foram 4,29 ± 0,29, 5,05 ± 0,08, 4,34 ± 0,39 kg e 6,32 ± 0,32, 6,97 ± 0,43, 7,89 ± 0,68 kg durante $1^{st}$ e $8^{th}$ semanas, respetivamente. Não houve diferença significativa na média semanal de concentrado distribuído entre as paridades.

### 4.1.2 Número de visitas recompensadas tentadas

O número de visitas recompensadas foi determinado com base na sua quota diária de concentrado. O número médio semanal de visitas recompensadas tentadas é apresentado no **Quadro 4.1** e na **Figura 4.2**. Durante a semana inicial, as vacas fizeram um número muito reduzido de visitas à estação de alimentação. Depois de os animais se adaptarem ao sistema de alimentação, o número de visitas recompensadas aumentou gradualmente, tanto no caso das vacas primíparas como das pleuríparas. Não se registaram diferenças significativas no número médio semanal de visitas recompensadas tentadas na estação de alimentação entre vacas de diferentes paridades.

**Table 4.1: Adaptation performance of crossbred cows based on concentrate allotted and number of rewarded visits attempted (Mean ± SE)**

| Parameters | Parity | Weekly observation | | | | | | | |
|---|---|---|---|---|---|---|---|---|---|
| | | 1st | 2nd | 3rd | 4th | 5th | 6th | 7th | 8th |
| Concentrate allotted (kg) | 1 | $4.29\pm0.29^A$ | $5.74\pm0.20^{AB}$ | $5.50\pm0.32^{AB}$ | $5.67\pm0.34^{AB}$ | $5.87\pm0.34^{AB}$ | $5.86\pm0.34^{AB}$ | $5.95\pm0.33^{AB}$ | $6.32\pm0.32^B$ |
| | 2 | $5.05\pm0.08^A$ | $5.96\pm0.33^{AB}$ | $6.65\pm0.46^{AB}$ | $6.85\pm0.50^{AB}$ | $6.91\pm0.47^{AB}$ | $6.94\pm0.46^{AB}$ | $6.94\pm0.46^{AB}$ | $6.97\pm0.43^{AB}$ |
| | ≥3 | $4.34\pm0.39^A$ | $5.91\pm0.58^{AB}$ | $6.76\pm0.67^{BC}$ | $7.06\pm0.72^{BC}$ | $7.25\pm0.73^{BC}$ | $6.29\pm0.63^{ABC}$ | $7.34\pm0.73^{BC}$ | $7.89\pm0.68^{BC}$ |
| Number of visits attempted | 1 | $1.96\pm0.42^A$ | $4.43\pm0.70^{AC}$ | $7.57\pm0.89^{ABC}$ | $10.92\pm1.09^{BC}$ | $10.93\pm1.29^{BC}$ | $10.72\pm1.30^{BC}$ | $9.36\pm0.81^{BC}$ | $11.48\pm1.26^{BC}$ |
| | 2 | $1.74\pm0.59^A$ | $6.85\pm1.40^{AB}$ | $9.37\pm1.67^B$ | $10.55\pm1.80^B$ | $10.15\pm1.61^B$ | $10.61\pm1.68^B$ | $11.24\pm1.88^B$ | $9.47\pm1.47^B$ |
| | ≥3 | $3.04\pm0.56^A$ | $7.85\pm1.32^{AB}$ | $10.93\pm2.32^B$ | $12.00\pm2.00^B$ | $13.07\pm2.30^B$ | $11.95\pm2.31^B$ | $12.54\pm1.65^B$ | $12.69\pm1.65^B$ |

Values within a row bearing different superscript differ significantly at P<0.05 and values within column bearing different superscript differ significantly at P<0.05

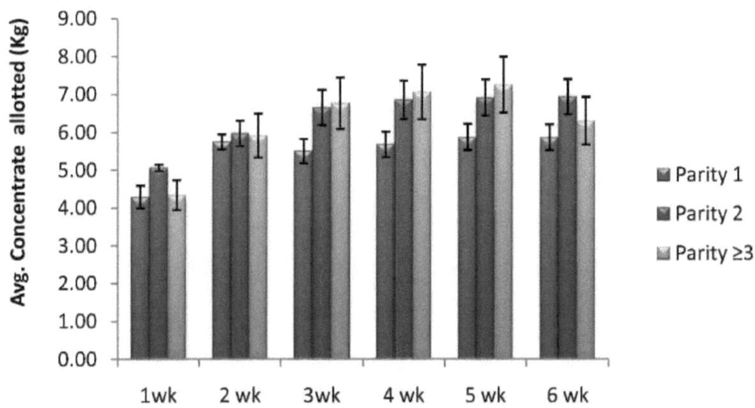

**Figura 4.1: Desempenhos de adaptação de vacas cruzadas com base no concentrado atribuído**

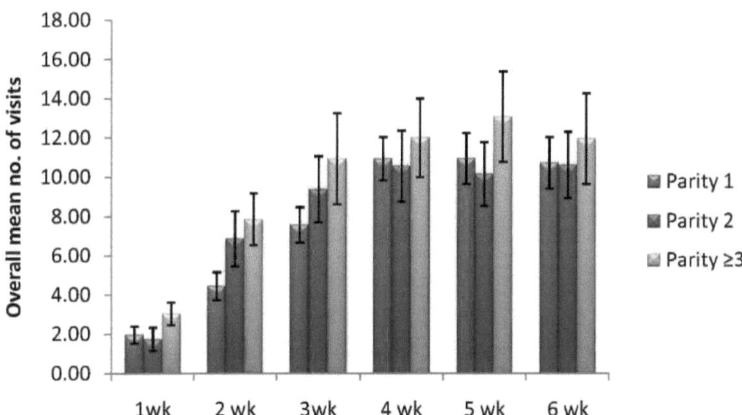

**Fig. 4.2: Desempenho da adaptação das vacas cruzadas em função do número de visitas efectuadas**

### 4.1.3 Percentagem de adaptação na estação de alimentação

A percentagem de adaptação na estação de alimentação foi calculada com base no número médio de tentativas de visitas recompensadas e na ração concentrada média distribuída durante cada semana. Com base na nossa hipótese, foram consideradas adaptadas as vacas que efectuaram mais de 50% das visitas recompensadas fixadas para esse animal na estação de alimentação.

Durante a $1^{st}$ semana de estudo, o concentrado médio atribuído e o número de visitas tentadas pelas vacas de $1^{st}$ paridade foram de $4,29 \pm 0,29$ kg e $1,96 \pm 0,42$ (45,9%), respetivamente. Do mesmo modo, as observações para as vacas com $2^{nd}$ paridades foram de $5,05 \pm 0,08$ kg e $1,74 \pm 0,59$ (34,55%) e para as vacas com $\geq 3$ paridades foram de $4,34 \pm 0,39$ kg e $3,04 \pm 0,56$ (70,13%), respetivamente. As vacas de paridade $1^{st}$ e $2^{nd}$ visitaram a estação de alimentação menos de 50% das vezes em comparação com as vacas de paridade superior durante a semana $1^{st}$. Mas durante a semana $2^{nd}$, o concentrado médio distribuído e o número de visitas efectuadas pelas vacas de $1^{st}$, $2^{nd}$ e $\geq 3^{rd}$ paridade foram de $5,74 \pm 0,20$ kg e. $4,43 \pm 0,70$ (70,5%), respetivamente. $4,43 \pm 0,70$ (77,23%), $5,96 \pm 0,33$ kg e $6,85 \pm 1,40$ (114,93%) e $5,91 \pm 0,58$ kg e $7,85 \pm 1,32$ (132,9%), respetivamente. Na $2.^{and}$ semana de estudo, todas as vacas, independentemente da paridade, ultrapassaram o objetivo mínimo de 50% de visitas recompensadas para obterem o concentrado atribuído. A percentagem de adaptação na alimentação aumentou nas semanas seguintes em todas as paridades. A percentagem semanal de adaptação das diferentes paridades na estação de alimentação automática é apresentada no **Quadro 4.2 e na Figura 4.3.**

**Quadro 4.2: Percentagem de adaptação das vacas cruzadas**

| Parameter | Parity | Weekly observation | | | | | | | |
|---|---|---|---|---|---|---|---|---|---|
| | | 1st | 2nd | 3rd | 4th | 5th | 6th | 7th | 8th |
| % of adaptation | 1 | 45.79 | 77.23 | 137.55 | 192.45 | 186.17 | 182.80 | 157.27 | 181.64 |
| | 2 | 34.55 | 114.93 | 140.91 | 153.92 | 146.78 | 152.91 | 163.48 | 135.70 |
| | ≥3 | 70.13 | 132.90 | 161.53 | 169.96 | 180.17 | 189.88 | 170.83 | 160.75 |

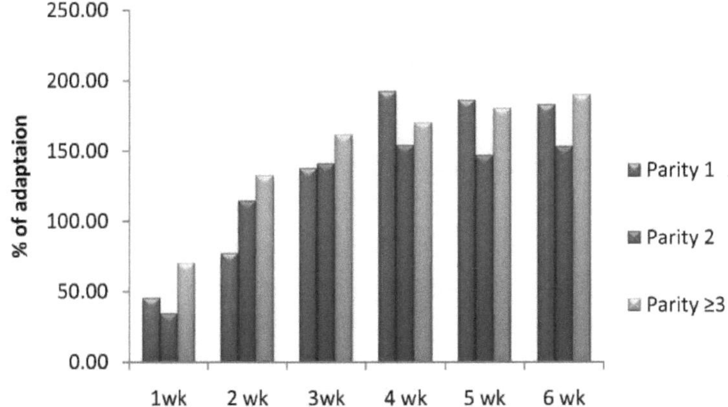


**Fig. 4.3: Percentagem de adaptação das vacas de raça cruzada no AFS**

A percentagem de adaptação durante as diferentes semanas pelas vacas pertencentes a diferentes paridades mostrou uma menor variação na estação de alimentação. As vacas de primeira paridade registaram um maior aumento da percentagem de adaptação ao longo das semanas. As vacas de 1st paridade mostraram a maior percentagem de adaptação na semana 4, que foi quase o dobro do número de visitas em comparação com o concentrado atribuído. As vacas de paridade 2 apresentaram 34,55% de adaptação na primeira semana, e na semana 2nd aumentou para 114,93%, enquanto foi de 45,79% e 77,23%, respetivamente, nas vacas de paridade 1st . A menor percentagem de vacas de 2nd paridade durante a primeira semana pode dever-se ao desempenho abaixo do normal de alguns animais individuais na estação de alimentação. A partir da segunda nd semana, as vacas de paridade 2 apresentaram uma boa percentagem de adaptação na estação de alimentação. Collis (1980) fez um relato semelhante, concluindo que as vacas primíparas eram mais activas (ou inquietas) do que as vacas multíparas no padrão de visita à estação de alimentação. Ketelaar-de Lauwere *et al.* (1999) também registaram um maior número médio de visitas recompensadas em novilhas (11,3) do que em vacas multíparas (8).

Vacas com paridade ≥3 mostraram maior porcentagem de adaptação do que animais de paridade 1 e 2 na própria semana 1st. Uma vez que a ordenha mecânica tem sido praticada na exploração, as vacas mais velhas (≥3 paridade) têm experiências anteriores sobre automação e rotinas da exploração. Isso pode ter feito com que elas se adaptassem mais rapidamente ao posto de alimentação do que as vacas mais jovens. Os nossos resultados foram diferentes dos relatórios de Collis (1980) e Ketelaar-de Lauwere *et al.* (1999). No presente estudo, em 2nd semanas, todas as vacas, independentemente da paridade e do grupo, se adaptaram ao AFS.

O coeficiente de correlação entre o concentrado atribuído e o número de visitas tentadas é apresentado no **quadro 4.3**. Observou-se que havia uma alta correlação entre a média semanal de concentrado distribuído e o número médio de visitas (r=0,722) na estação de alimentação. Os resultados actuais são semelhantes aos relatórios anteriores apresentados por Pirkelmann (1992); Wierenga e Hopster, (1991a).

**Tabela 4.3: Correlação entre o concentrado atribuído e o número de visitas recompensadas tentadas**

| (n=414) | Number<br>Visits attempted | P value |
|---|---|---|
| Concentrated ration allotted (kg) | 0.722 | <0.01 |

### 4.1.4 Duração das visitas na estação de alimentação

Foi registada a duração do tempo passado pelas vacas cruzadas na estação de alimentação. O estudo em 2 compartimentos da estação de alimentação foi efectuado durante 3 dias. Cada dia foi dividido em 3 intervalos de alimentação ou janelas de alimentação (FW): FW1 (12.00 am a 7.59 am), FW2 (8.00 am a 3.59 pm) e FW3 (4.00 am a 11.59 pm). Os dados relativos à duração do tempo passado por cada animal durante as diferentes janelas foram comparados entre estação e janelas de alimentação, dias e janelas de alimentação e estação e dias.

### 4.1.4.1 Duração do tempo passado entre estações de alimentação e janelas de alimentação

A duração do tempo gasto foi comparada entre as estações de alimentação 1 e 2 com 3 janelas de alimentação durante 72 horas e os resultados são apresentados na **Tabela 4.4 e** na **Fig. 4.4**. O tempo médio total gasto em visitas recompensadas na estação 1 (215,16 ± 6,11 s) mostrou uma diferença significativa em relação à estação 2 (237,66 ± 6,67 s) (p<0,05). O tempo médio total gasto em visitas recompensadas dentro das janelas de alimentação, FW2 (192,46 ± 7,29 s) mostrou uma diferença significativa com FW1 (247,30 ± 7,97 s) e FW3 (239,47 ± 8,21 s) (p<0,05).O tempo médio total gasto em visitas não recompensadas na estação 1 mostrou uma diferença significativa entre FW2 (42,47 ± 3,14 s) e FW3 (59,58 ± 4,45 s) (p<0,05). O tempo médio total gasto nas estações FW1 (44,49 ± 3,77 s) e FW2 (46,73 ± 2,90 s) apresentou uma diferença significativa em relação a FW3 (59,84 ± 3,32) (p<0,05).

Nas visitas premiadas, as janelas de alimentação 1 e 3 apresentaram uma diferença significativa em relação à FW2 em ambas as estações. A duração do tempo que as vacas passaram na FW2 (das 8:00 às 15:59) foi menor. As principais actividades de rotina da exploração, como a limpeza do estábulo, o controlo sanitário, a deteção de cio e o fornecimento de forragem verde, foram realizadas durante este período. As perturbações causadas por estas actividades podem ser a razão pela qual as vacas passam menos tempo durante este período de visitas. Nas visitas recompensadas, a duração média do tempo passado na FS2 foi superior à da FS1, independentemente das janelas de alimentação. Isto indica claramente que a FS1 tem mais concorrência e perturbações do que a FS2 **(Quadro 4.6)**.

Nas visitas sem recompensa, a duração média do tempo passado pelas vacas na FW3 foi superior à das FW1 e FW2, e a diferença foi significativa. Dado que a FW3 (das 4h00 às 23h59) foi realizada entre o fim da tarde e a noite, as vacas podem não ter sofrido quaisquer perturbações devido às actividades da exploração, pelo que puderam passar mais tempo no AFS. O nosso estudo revela que a duração do tempo despendido nas visitas não recompensadas foi inferior à das visitas recompensadas na estação de alimentação. Wierenga e Hopster (1991a) também registaram resultados semelhantes.

**Table 4.4: Duration of time spent in feeding stations and feeding windows (Mean ± SE)**

| Visits (72 hour) | Stations | FW 1 (12.00 am to 7.59 am) | FW 2 (8.00 am to 3.59 pm) | FW 3 (4.00 am to 11.59 pm) | Overall mean |
|---|---|---|---|---|---|
| Rewarded (s) | Station 1 | $230.71 \pm 10.83^a$ | $178.58 \pm 7.59^b$ | $224.84 \pm 10.03^a$ | $215.16 \pm 6.11^A$ |
| | Station 2 | $252.55 \pm 12.22^a$ | $206.33 \pm 9.36^b$ | $254.11 \pm 11.58^a$ | $237.66 \pm 6.67^B$ |
| | Overall mean | $247.30 \pm 7.97^a$ | $192.46 \pm 7.29^b$ | $239.47 \pm 8.21^a$ | ----- |
| Non Rewarded (s) | Station 1 | $45.02 \pm 4.29^{ab}$ | $42.47 \pm 3.14^a$ | $59.58 \pm 4.45^b$ | $49.03 \pm 2.48$ |
| | Station 2 | $43.95 \pm 3.64$ | $50.99 \pm 4.73$ | $60.10 \pm 7.17$ | $51.68 \pm 2.96$ |
| | Overall mean | $44.49 \pm 3.77^a$ | $46.73 \pm 2.90^a$ | $59.84 \pm 3.32^b$ | ----- |

Values within a row bearing different superscript (a, b) differ significantly at P<0.05 and values within column bearing different superscript (A, B) differ significantly at P<0.05

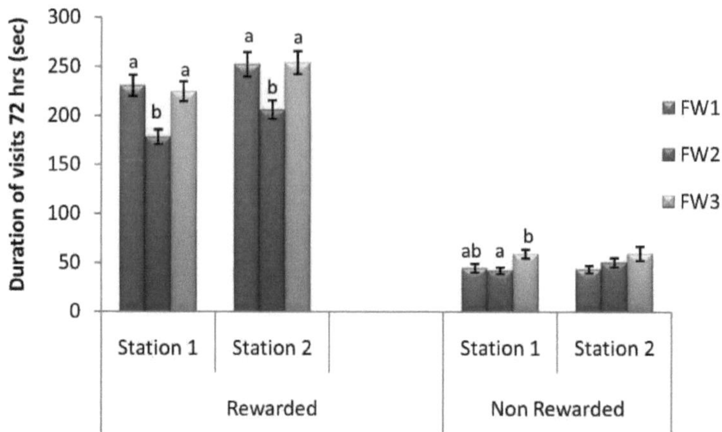


**Fig. 4.4: Comparação da duração do tempo passado na estação de alimentação entre estações de alimentação (FS) e janelas de alimentação (FW)**

### 4.1.4.2. Duração do tempo passado entre dias e janelas de alimentação

A duração do tempo passado na estação de alimentação foi comparada entre 3 dias e 3 janelas de alimentação e os resultados foram apresentados no **Quadro 4.5 e** na **Figura 4.5**. A duração média global do tempo gasto em visitas recompensadas entre os dias e as janelas de alimentação não diferiu significativamente. No dia 1, no dia 2 e no dia 3, houve uma diferença significativa na duração do tempo gasto entre FW1 e FW2. A duração média global do tempo despendido em visitas não recompensadas entre os dias (1, 2 e 3) e entre as janelas de alimentação (1, 2 e 3) não apresentou diferenças significativas. Mas em dias individuais dentro do dia 3, FW1 (34.26 ± 3.8 s) & FW2 (43.78 ± 3.33 s) mostraram uma diferença significativa ($p < 0.05$) com FW3 (66.75 ± 8.22 s). A duração das visitas recompensadas em dias diferentes dentro das suas diferentes janelas de alimentação não mostrou diferença estatística.

**Table 4.5: Duration of time spent in feeding station compared between days and feeding windows (Mean ± SE)**

| Visits in stations (1 & 2) | 72 hour observation | FW 1 (12.00 am to 7.59 am) | FW 2 (8.00 am to 3.59 pm) | FW 3 (4.00 am to 11.59 pm) | Overall mean |
|---|---|---|---|---|---|
| **Rewarded (s)** | **Day 1** | $237.45 \pm 14.48^{aAB}$ | $210.59 \pm 11.49^{b}$ | $254.82 \pm 14.36^{ab}$ | $240.17 \pm 7.98$ |
| | **Day 2** | $268.83 \pm 15.63^{aA}$ | $189.69 \pm 10.77^{b}$ | $214.28 \pm 11.12^{b}$ | $224.27 \pm 7.769$ |
| | **Day 3** | $222.14 \pm 12.27^{aB}$ | $173.87 \pm 8.61^{b}$ | $253.88 \pm 14.57^{a}$ | $216.63 \pm 7.71$ |
| | **Overall mean** | $248.69 \pm 7.98$ | $191.38 \pm 7.21$ | $240.99 \pm 8.23$ | ----- |
| **Non Rewarded (s)** | **Day 1** | $51.92 \pm 4.57$ | $58.0 \pm 8.36$ | $56.11 \pm 5.91$ | $55.34 \pm 3.64$ |
| | **Day 2** | $55.66 \pm 6.66$ | $40.76 \pm 3.95$ | $55.25 \pm 4.76$ | $50.56 \pm 3.52$ |
| | **Day 3** | $34.26 \pm 3.8^{a}$ | $43.78 \pm 3.33^{a}$ | $66.75 \pm 8.22^{b}$ | $48.26 \pm 2.86$ |
| | **Overall mean** | $47.28 \pm 3.88$ | $47.51 \pm 2.93$ | $59.37 \pm 3.20$ | ----- |

Values within a row bearing different superscript (a, b) differ significantly at P<0.05 and values within column bearing different superscript (A, B) differ significantly at P<0.05

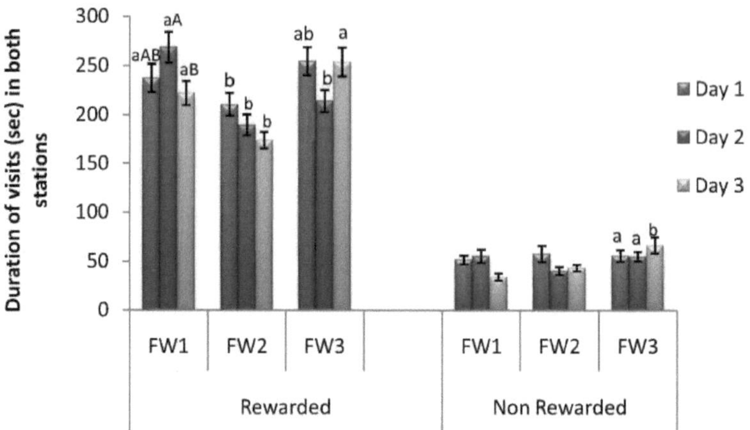


**Fig 4.5: Comparação da duração do tempo passado na estação de alimentação entre dias e janelas de alimentação (FW)**

### 4.1.4.3. Duração do tempo passado entre dias e estações de alimentação

Este estudo comparativo foi efectuado para conhecer a duração do tempo passado pelas vacas de raça cruzada na estação de alimentação com um intervalo de 24 horas. A estação de alimentação 1 situava-se junto à manjedoura (4,5 mts) e a estação de alimentação 2 junto ao bebedouro (3,2 mts). A FS1 era facilmente acessível a todas as vacas. A FS2 situava-se na parte de trás da FS1. A duração do tempo despendido foi comparada entre os 3 dias, independentemente da FW, e os resultados são apresentados no **Quadro 4.6 e** na **Figura 4.6.** A duração média global das visitas recompensadas na FS1 (212,34 ± 6,10 s) e na FS2 (236,72 ± 6,72 s) foi significativamente diferente (p<0,05). Verificou-se que as visitas recompensadas na FS2 eram mais elevadas do que na FS1. Uma vez que a FS2 se situava na parte de trás da FS1, o número de vacas que se reuniam na FS2 era muito inferior. Devido à menor concorrência e às menores perturbações, as vacas passaram mais tempo na FS2.

**Tabela 4.6: Duração do tempo passado na estação de alimentação em comparação com os dias (Média ± SE)**

| Visits | Stations | Day 1 | Day 2 | Day 3 | Overall mean |
|---|---|---|---|---|---|
| Rewarded (s) | Station 1 | $224.68 \pm 10.13^a$ | $202.46 \pm 8.72^{abA}$ | $198.39 \pm 9.45^b$ | $212.34 \pm 6.10^A$ |
| | Station 2 | $241.41 \pm 11.90$ | $243.08 \pm 11.98^B$ | $225.67 \pm 9.51$ | $236.72 \pm 6.72^B$ |
| | Overall mean | $238.79 \pm 8.03$ | $222.77 \pm 7.86$ | $212.03 \pm 7.69$ | ----- |
| Non rewarded (s) | Station 1 | $57.1 \pm 5.14$ | $45.52 \pm 3.58$ | $46.35 \pm 3.49$ | $49.65 \pm 2.44$ |
| | Station 2 | $53.41 \pm 5.69$ | $53.32 \pm 4.48$ | $49.9 \pm 5.53$ | $52.21 \pm 3.03$ |
| | Overall mean | $55.25 \pm 3.74$ | $49.42 \pm 3.43$ | $48.12 \pm 2.88$ | ----- |

Os valores dentro de uma linha com diferentes sobrescritos (a, b) diferem significativamente a P<0,05 e os valores dentro de uma coluna com diferentes sobrescritos (A, B) diferem significativamente a P<0,05.

# 5. RESUMO E CONCLUSÃO

As principais conclusões do estudo são resumidas a seguir:

- Não houve diferença significativa em termos do concentrado atribuído de acordo com a sua média semanal de produção de leite nas classes de paridade (1, 2 e ≥3) e o número de visitas recompensadas tentadas na estação de alimentação de acordo com a sua atribuição de concentrado entre as paridades 1, 2 e ≥3 também não foram encontradas diferenças significativas durante o estudo de adaptação no AFS.

- O coeficiente de correlação entre o concentrado atribuído e o número de visitas efectuadas no posto de alimentação foi positivo e elevado (r=0,722).

- A comparação da percentagem de adaptação na estação de alimentação automática de concentrado entre as paridades 1, 2 e ≥3 mostrou que estes valores foram em média 45,90%, 34,55% & 70,13% na 1$^{st}$ semana e na 2$^{nd}$ semana os respectivos valores foram 77,23%, 114,93% & 132,9%.

- As vacas de 3$^{rd}$ paridade mostraram uma elevada adaptação logo na primeira semana. Na semana 2$^{nd}$ , todos os três grupos de paridade já tinham ultrapassado 50% do número de tentativas de visitas recompensadas relativamente à atribuição de concentrado durante o estudo de adaptação no AFS.

- Nas visitas recompensadas, verificou-se que a duração média global do tempo passado nas duas estações de alimentação (FS), FS1 (215,16 ± 6,11 s) e FS2 (237,66 ± 6,67 s), era significativamente diferente (p<0,05), sendo a respectiva duração média superior na FS2 em comparação com a FS1. Da mesma forma, a comparação entre as janelas de alimentação (FW), mostrou uma diferença significativa (p<0,05) nos valores médios de FW1 (247,30 ± 7,97 s) e FW3 (239,47 ± 8,21 s) com FW2 (192,46 ± 7,29 s), respetivamente.

- Nas visitas sem recompensa, entre a estação de alimentação (FS) e as janelas de alimentação (FW), a duração média do tempo gasto na FS1 teve uma diferença significativa (p<0,05) entre a FW2 (42,47 ± 3,14 s) e a FW3 (59.58 ± 4,45 s) e a duração média global do tempo despendido entre as FW1 (44,49 ± 3,77 s) e FW2 (46,73 ± 2,90 s) apresentaram uma diferença significativa (p<0,05) com a FW3 (59,84 ± 3,32), respetivamente.

- A comparação do peso corporal e do ECC das vacas cruzadas entre as paridades 1, 2 e ≥3 revelou que a diferença não foi significativa durante o estudo de adaptação na AFS.

**Conclusões**

As actividades comportamentais de adaptação e alimentação de vacas cruzadas em diferentes paridades e de vacas Karan Fries durante o início da lactação foram estudadas na estação de alimentação automática de concentrados. No início da lactação, juntamente com o comportamento de adaptação, foram estudadas e reveladas estratégias de alimentação com concentrado de acordo com a produção de leite, a ingestão de matéria seca (DMI), o índice de pontuação fecal (FSI), o peso corporal, a pontuação da condição corporal (BCS) e os indicadores metabólicos sanguíneos, com as seguintes indicações específicas.

- O presente estudo conseguiu identificar o período de adaptação necessário para as vacas cruzadas se ajustarem à estação de alimentação automática de concentrados.

- As vacas leiteiras devem ser treinadas para se adaptarem à estação de alimentação automática antes do início da produção, o que será benéfico para manter a produtividade e a saúde.

- Assim, o presente estudo indica que as vacas leiteiras que se adaptam cedo à estação de alimentação e que se alimentam de concentrado na estação de alimentação automática manterão o peso corporal, a produtividade e a saúde melhor do que as vacas mais velhas que não o conseguem fazer.

## BIBLIOGRAFIA

Adewuyi, A. A., Gruys, E. e Van Eerdenburg, F. J. 2005. Non-esterified fatty acids in dairy cattle: a review. *Vet. Quarterly,* **27(3)**: 117-126.

Albright, J. L. 1981. Behavior and management of high yielding dairy cows (Comportamento e maneio de vacas leiteiras de alto rendimento). *Dairy Sci Handbook,* **14**: 343.

Andersson, L. 1988. Cetose subclínica em vacas leiteiras. Vet. *Clin. North Am. Food Am. Pract.,* **4**: 233-248.

Aswal, M. 2009. Changes in hematological parameters, milk cell counts and metabolic status of high yielding dairy cows during transition period. Tese de Mestrado, Instituto Nacional de Investigação dos Produtos Lácteos, Karnal, Índia.

Azizi, O., Kaufmann O. e Hasselmann, L. 2009. Relação entre o comportamento alimentar e o consumo de ração das vacas leiteiras em função da sua paridade e da produção de leite. *Livestock Sci.* **122**: 156-161.

BAHFS. 2013. Departamento de Criação de Animais, Lacticínios e Pescas, Ministério da Agricultura, Índia.

Barllard, C. S., mandebvu, P., Sniffen, C. J., Emanuele, S. M. e Carter, M. P. 2001. Effect of feeding an energy supplement to dairy cows pre and post partum on intake, milk yield, and incidence of ketosis. *Anim. Feed Sci. technol.,* **93**: 55-69.

Barmore, J. A. 2002. Afinando a mistura de rações e a alimentação de rebanhos de alta produção. In: Proc. Tri-state dairy nutrition conference, Fort Wayne, IN, EUA, 16-17 de abril.

Bauman, D. E. e W. B. Currie. 1980. Partitioning of nutrients during pregnancy and lactation: a review of mechanisms involving homeostasis and homeorhesis. *J. Dairy Sci.,* **63**: 1514-1529.

Bell, A. W. 1995. Regulação do metabolismo dos nutrientes orgânicos durante a transição do final da gravidez para o início da lactação. *J. Anim. Sci.,* **73**: 2804-2819.

Bertics, S. J., Grummer, R. R., Cadoringa-Valino, C. e Stoddard, E.E. 1992. Effect of prepartum dry matter intake on liver triglyceride concentration in early lactation. *J. Dairy Sci.,* **75**: 1914-1922.

Bewley, J. 2010. Agricultura leiteira de precisão: soluções de análise avançada para rentabilidade futura. 1ª Conf. Norte-Americana sobre Gestão de Lacticínios de Precisão, 2-5 de março, Toronto, Canadá.

Bewley, J. M. e Schutz, M. M. 2008. Revisão: Uma revisão interdisciplinar do escore de condição corporal para bovinos leiteiros. *Prof. Anim. Sci.,* **24**: 507-529.

Bewley, J. M., Peacock, A. M., Lewis, O., Boyce, R. E., Roberts, D. J., Coffey, M. P., Kenyon, S. J. e Schutz, M. M. 2008. Potencial para a estimativa de índices de condição corporal em bovinos leiteiros a partir de imagens digitais. *J. Dairy Sci.,* **91**: 3439-3453.

Bisaglia, C., Belle, Z., van den Berg, G. e Pompe, J. C. A. M. 2013. Sistemas de alimentação automáticos vs. convencionais em explorações leiteiras com ordenha robotizada: um inquérito nos Países Baixos.

Bisaglia, C., Nydegger, F., Grothmann, A. e Pompe, J. C. A. M. 2010. Sistemas automáticos e programáveis por frequência para alimentação de TMR: estado da arte e tecnologias disponíveis. XVII Congresso Mundial do CIGR, 13-17 de junho, Cidade do Québec, Canadá.

Bobe, G., Young, J. W. e Beitz, D. C. 2004. Patologia, etiologia, prevenção e tratamento do fígado gordo em vacas leiteiras. J. *Dairy Sci.,* **87**: 3105-3124.

Brake, D.W., Titgemeyer, E. C., Jones, M. L. e Anderson, D. E. 2010. Efeito da suplementação de azoto na cinética da ureia e na utilização microbiana de ureia reciclada em novilhos que consomem dietas à base de milho. *J.Anim. Sci.*, **88**: 2729-2740.

Broderick, G. A., e Clayton, M. K. 1997. Uma avaliação estatística dos factores animais e nutricionais que influenciam as concentrações de azoto ureico do leite. *J. Dairy Sci.*, **80**: 2964-2971.

Broster, W. H. e Broster, V. J. 1998. Body score of dairy cows. J. *Dairy Res.*, **65**: 155.

Cassel, E. K., Merrill, W. G., Bui, T. V., Milligan, R. e Guest, R. 1982. Evaluation of systems for feeding supplemental concentrates to group fed cows. *Anim. Sci.,* Mimeo Ser. No. 59 rev., Cornell Univ., Ithaca, NY.

Castillo, C., Hernandez, J., Bravo, A., Lopez-Alonso, M., Pereira, V. e. Benedito, J. L. 2005. Estado oxidativo durante o final da gravidez e o início da lactação em vacas leiteiras. *The Veterinary Journal,* **169**: 286-292.

Chandra, G. 2009. Estado antioxidante de vacas cruzadas periparturientes de elevada condição corporal com e sem suplementação de acetato de α-tocoferol no verão e no inverno. Tese de mestrado. Instituto Nacional de Investigação dos Produtos Lácteos, Karnal, Índia.

Chase, L. E. 1993. Desenvolvimento de programas de nutrição para rebanhos leiteiros de alta produção. J. *Dairy Sci.,* **76**: 3287.

Claderia, R. M., Belo, A. T., Santos, C. C., Staiano, M. e Zicarelli, L. 2007. O efeito da restrição alimentar de longo prazo e da supernutrição sobre o escore de condição corporal, metabolismos sanguíneos e perfil hormonal em ovelhas. *Small Rumin. Res.,* **68**: 242-255.

Collis, K. A., 1980. The effect of an automatic feed dispenser on the behaviour of lactating dairy cows. *Appl. Anim. Ethol.,* **6**: 139-147.

Cunningham, J.C. 2002. Livro de texto de Fisiologia Veterinária. 3rd edt. Philadelphia: Elsevier Science.

Dann, H. M., Morin, D. E., Bollero, G. A., Murphy, M. R. e Drackley, J. K. 2005. A ingestão pré-parto, a indução de cetose no pós-parto e as perturbações periparto afectam o estado metabólico das vacas leiteiras. J. Dairy Sci., **88**: 3249-3264.

de Koning, C. J. A. M. 2010. Ordenha automática - Prática comum nas explorações leiteiras. Proc. da 1ª Conf. Norte-Americana de Gestão de Precisão de Lacticínios, 2-5 de março, Toronto, Canadá.

De Vries, T. J., von Keyserlingk, M. A. G. e Beauchemin, K. A. 2005. Frequency of feed delivery affects the behaviour of lactating dairy cows. *J. Dairy Sci.*, **88**: 3553-3562.

De Vries, T.J. e von Keyserlingk M. A. G. 2005. O momento da entrega da ração afecta os padrões de alimentação e de repouso das vacas leiteiras. *J. Dairy Sci.,* **88**: 625-631.

Devir, S., Renkema, J. A., Huime, R. B. M. e Ipema, A. H. 1993. Um novo sistema de controlo e gestão da exploração leiteira na exploração de ordenha automática: conceitos básicos e componentes. J. *Dairy Sci.,* **76**: 3607.

Dhali, A. 2001. Studies on the effect of feeding management system on blood and milk urea nitrogen concentration in dairy cattle.Ph.D. Thesis, National Dairy Research Insitiute, Karnal, India.

Dhali, A., Mehla, R. K., Sirohi, S. K., Mech, A. e Karunakaran, M. 2006. Monitorização da adequação da alimentação em vacas leiteiras utilizando os teores de ureia e proteína do leite em condições de exploração. *Asian-Aust. J. Anim. Sci.,* **19**: 1742-1748.

Dirk Zaaijer e Jos, P. T. M. 2003. Fast information by rumen fill and looking at faeces. *Irish Veterinary Journal,* **56(3)**: 1-3.

Doepel, L., Lapierre, H. e Kenneky, J. J. 2002. Peripartum performance and metabolism of dairy cows in response to peripartum energy and protein intake. *J. Dairy Sci.,* **85**: 2315-2334.

Dokovic, R., Kurcubic, V., Ilic, Z., Petrovic, M. D., Stojkovic, J., Milosevic, B., Cincovic, M. 2013. status metabólico em vacas leiteiras simmental durante o período de transição. *Biotecnologia na Pecuária*, **29(1)**: 29-36.

Drackley, J. K. 1999. Biologia das vacas leiteiras durante o período de transição: The final frontier? *J. Dairy Sci.*, **82**: 2259-2273.

Drackley, J. K., Overton, T. R. e Douglas, G. N. 2001. Adaptação do metabolismo da glicose e dos ácidos gordos de cadeia longa no fígado de vacas leiteiras durante o período periparto. *J. Dairy Sci.*, **84**: 100-112.

Duffield, T. 2000. Subclinical ketosis in lactating dairy cattle. *Vet Clin North Am Food Anim Pract*, **16**: 231-253.

Duffield, T. F., Sandals, D., Leslie, K. E., Lissemore, K., McBride, B. W., Lumsden, J. H., Dick, P. e Bagg, R. 1998. Efficacy of monensin for prevention of subclinical ketosisin lactating dairy cows. *J. Dairy Sci.*, **81**: 2866-2873.

Dyk, P. B., Emery, R. S., Liesman, J. L., Bucholtz, H. F e VandeHaar, M. J. 1995. Prepartum non-esterified fatty acids in plasma are higher in cows developing periparturient health problems. J. *Dairy Sci.*, **78**: 264.

Emery, R. S., Liesman, J. S. e Herdt T. H. 1992. Metabolismo dos ácidos gordos de cadeia longa no fígado de ruminantes. J. *Nutr.*, **122**: 832-837.

Engelking, L. R. 2004. Textbook of Veterinary Physiological Chemistry (Livro-texto de química fisiológica veterinária). Jackson, Wyoming: Teton New Media.

Ferguson, J. D. 1996. Implementation of a body condition scoring program in dairy herds. Alimentar e gerir a vaca em transição. Proc. Penn. Annu. Conf., Univ. of Pennsylvania, Center for Animal Health and Productivity, Kennett Square, PA.

Ford, E. J. H. 1959. Alterações metabólicas em bovinos perto da altura do parto. I. Gordura hepática e atividade de fosfatase alcalina de homogenatos de fígado. J. *Comp. Pathol,* **69**: 20-28.

Fourichon, C., Seegers, H., Bareille, N. e Beaudeau, F. 1999. Effects of disease on milk production in the dairy cow: a review. *Prev. Vet. Med.,* **41**: 1-35.

Friggens, N. C., Berg, P., Theilgaard, P., Korsgaard, I. R., Ingvartsen, K. L., Lovendahl P. e Jensen, J. 2007. Breed and parity effects on energy balance profiles through lactation: Evidence of genetically driven body energy change. *J. Dairy* Sci., **90**: 5291.

Frobish, R. A., Harshbarger, K. E. e Olver, E. F. 1978. Automatic Individual Feeding of Concentrates to Dairy Cattle (Alimentação Individual Automática de Concentrados para Gado Leiteiro). J. *Dairy Sci.,* **61**: 1789-1792.

Gibb, D. J., McAllister, T. A., Huisma, C. e Wiedmeie, R. D. 1998. Bunk attendance of feedlot cattle monitored with radio frequency technology. J. *Anim. Sci.,* **78**: 707710.

Glock, R. D. e DeGroot, B. D. 1998. Sudden death of feedlot cattle (Morte súbita de bovinos em confinamento). J. *Anim. Sci.,* **76**: 315-319.

Goldhawk, C. A. 2009. O comportamento alimentar identifica vacas leiteiras em risco de cetose subclínica durante o período de transição. Tese de Mestrado. Universidade de British Columbia.

Gonzalez, L. A., Tolkamp, B. J., Coffey, M. P., Ferret, A. e Kyriazakis, I. 2008. Changes in feeding behaviour as possible indicators for the automatic monitoring of health disorders in dairy cows. J. *Dairy Sci.,* **91**: 1017-1028.

Gordon, F. J., Patterson, D. C., Yan, T., Porter, M. G., Mayne, C. S. e Unsworth, E.F. 1995. The influence of genetic index for milk production on the response to complete diet feeding and the utilization of energy and nitrogen. J. *Anim. Sci.,* **61**: 199-210.

Grant, R. J. e Albright, J. L. 1995. Comportamento alimentar e factores de gestão durante o período de transição em bovinos leiteiros. J. *Dairy Sci.,* **73**:

2791-2803.

Grant, R. J. e Albright, J. L. 2001. Effect of animal grouping on feeding behavior and intake of dairy cattle. J. *Dairy Sci.,* **84**: 156-163.

Grimm, H., Kraus, H., Nuber, B. & Vogel, M. 1980. Comportamento na alimentação por transponder de vacas com ordenhas repetidas e irregulares nos alimentadores de concentrado. Conselho de Administração de Tecnologia e Estruturas (KTBL), Darmstadt, pp. 133-136.

**(1)**: 245

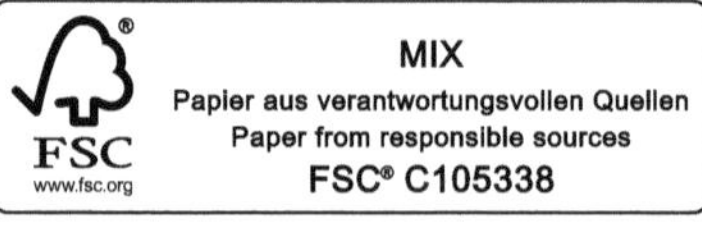

Printed by Books on Demand GmbH, Norderstedt / Germany